Hermann Koepke
Das neunte Lebensjahr

Hermann Koepke

Das neunte Lebensjahr

Seine Bedeutung in der Entwicklung des Kindes

Herausgegeben von der Pädagogischen Sektion
der Freien Hochschule
für Geisteswissenschaft Goetheanum

Philosophisch-Anthroposophischer Verlag
Goetheanum Dornach/Schweiz

1. Auflage 1983
2. Auflage 1985
3. Auflage 1989

Einbandgestaltung von Beppe Assenza

Gesamtherstellung BDV Basler Druck- und Verlagsanstalt
CH-4410 Liestal

ISBN 3-7235-0342-X

Inhalt

Zur Neuauflage

Für die Verbreitung des Büchleins, dessen Neuauflage so schnell fällig geworden ist, danke ich all denjenigen, welche die Elternschaft auf diese Schrift aufmerksam gemacht und dadurch vielen Kindern in diesem krisenreichen Lebensalter geholfen haben.

Bei der Neuauflage wurde das Kapitel „Liebe Eltern" überarbeitet und erweitert. Dank der Mitarbeit von Dr. med. Walter Holtzapfel konnte der Abschnitt „Gesichtspunkte des Schularztes" hinzugefügt werden. Aus seiner langjährigen Erfahrung gibt er wichtige Anregungen, was dem Wunsche vieler Eltern entgegenkommt.

Ostern 1985

Hermann Koepke

Vorwort

Etwa zwischen dem neunten und zehnten Lebensjahr liegt im Leben eines jeden Menschen ein wichtiger Wendepunkt. Für den einen mehr bewusst, für den andern mehr unbewusst, vollzieht sich in dieser Wende ein Einschlag, der schicksalsbestimmend fortwirkt. Obwohl Rudolf Steiner in den grundlegenden Schriften der Waldorfpädagogik besonders auf diesen Lebenspunkt aufmerksam gemacht hat, liegen zu diesem Thema des neunten Lebensjahres nur wenige Veröffentlichungen vor.

Hermann Koepke hat in dieser Lebensstufe eine Umkehr des dreigliedrigen Menschen entdeckt, eine Umkehr, durch die das Ich in die leibliche Organisation eingreift.

Anderthalb Jahrzehnte Schulpraxis in der Rudolf Steiner-Schule sowie die Erfahrung zahlreicher Seminarstunden sind in dieses Werk miteingeflossen, das man besonders gerne in die Hände vieler Eltern legen möchte. Es beginnt mit Gesprächen zwischen Eltern und Lehrer. An Hand von konkreten Erziehungsbeispielen wird aufgezeigt, wie man dem Kinde in der besonderen Situation des neunten Jahres helfen kann, sein Ich in dieser krisenhaften Lebenswende so in sich aufzunehmen, dass auf dieser Grundlage die Entwicklung zur Freiheit möglich ist.

Jörgen Smit

Einleitung

Eben hatte ich die grossen, farbigen Bilder meiner Erstklässler an der Wand aufgehängt, als Gerda Langen, eine ältere Kollegin, in das Klassenzimmer hereinkam. Sie blieb vor der Bilderwand stehen und freute sich. Dann wandte sie sich zu mir. „Sie brauchen keine Angst zu haben, wenn Ihre Kinder diese reichen Phantasiekräfte eines Tages verlieren. Diese Kräfte kommen wieder zurück, und zwar in verwandelter Gestalt." Diese und die folgenden Äusserungen, an die ich mich – wenn auch nicht dem Wortlaute, so doch dem Inhalte nach – noch genau erinnere, gaben den ersten Anstoss zu dieser Niederschrift.

Als erfahrene Pädagogin wusste sie um den Verlust der Kindheitskräfte genau Bescheid. Bei einer Hospitation im Rahmen ihrer staatlichen Lehrerausbildung hatte sie es selber erlebt, dass die „Kleinen" sonnig und froh zur Schule kamen und die „Grossen" blass und matt, beinahe krank aussahen. Als sie erkannte, dass die Kinder ihre besten Kräfte in der Schule verloren hatten, stellte sich ihr die Frage, ob sie überhaupt Lehrerin werden könne. „Mit der Bürde dieses Problems beladen, ging ich in einen Vortrag, den Rudolf Steiner hielt", erzählte sie weiter. „Es geschah etwas ganz Unerwartetes. Mir war, als würde Rudolf Steiner vom Thema seines Vortrages abweichen und etwas sagen, was mit meinem persönlichen Problem zusammenhing. Er sprach von einem Fluss, der versickere, aber an einer anderen Stelle wieder hervortrete und weiterfliesse. Mit dieser Naturerscheinung verglich er eine seelische Entwicklung im Menschen. Es würden Kräfte in das Innere des Menschen verschwinden, die aber später, in verwandelter Form, wieder hervortreten könnten."

Dieser Vortrag habe ihr eine grosse Erleichterung gebracht. Sie folgte dem Hinweis Rudolf Steiners und erlebte, dass durch die Waldorfpädagogik die reichen Phantasiekräfte in verwandelter Art tatsächlich wieder zurückkamen.

„Etwa zwischen dem neunten und zehnten Lebensjahr macht das Kind eine merkwürdige Entwicklung durch", fuhr sie fort. "Das neunte Jahr liegt ja zwischen dem Zahnwechsel und der Geschlechtsreife. Diese beiden auch körperlich hervortretenden Entwicklungsstadien sind gut bekannt. Das neunte Jahr aber – Rudolf Steiner sprach immer von dem ‚Übergang des Lebens'[1] – ist etwas, was sich in erster Linie im Seelisch-Geistigen abspielt; das bedeutet aber nicht, dass es deswegen minder wichtig ist, im Gegenteil, es handelt sich ja um den allerwichtigsten Lebenspunkt. Da versickert etwas, und etwas tritt neu hervor."

Die verehrte Lehrerin, von der ich so wichtige Hinweise erhalten hatte, starb 1973 im Alter von 70 Jahren. Ihren guten Geist erlebte ich wie einen Leitstern über dieser Arbeit, aus der Lehrer und Eltern Anregungen schöpfen mögen. Gerda Langen sei diese Niederschrift in grosser Dankbarkeit gewidmet.

Dornach, Michaeli 1982

DAS KIND IM NEUNTEN LEBENSJAHR

Gespräch mit Peters Eltern

Seitdem die dritte Klasse begonnen hatte, wünschten immer mehr Eltern einen Hausbesuch des Klassenlehrers. Sie wollten wissen, was mit ihrem Kind eigentlich los sei.

Der Lehrer machte sich auf den Weg zu seinem ersten Besuch. Unterwegs erinnerte er sich noch einmal, wie ihm Peter am Morgen bei der Begrüssung begegnet war.

Er war ein grosser Bub mit blauen Augen und blonden Haaren, ein paar Sommersprossen über der Nase. Auch heute war er mit Begeisterung auf den Lehrer zugegangen, wie das bei ihm meistens der Fall war. Der Lehrer sah ihn vor sich, wie er in das Klassenzimmer hereinkam und auf ihn zuging. Bei jedem Schritt „warf" er seine Füsse, als hätte er sehr schwere oder etwas zu grosse Schuhe an, was aber gar nicht der Fall war. Sein Gang zeigte, dass er sich nicht so richtig mit dem Boden verbinden konnte. Sein Gruss war spontan, in letzter Zeit „schüttelte" er sogar dem Lehrer die Hand, dabei ging aber sein Blick leicht an ihm vorbei. Erst nachdem der Lehrer seine Hand einige Augenblicke ruhig festgehalten hatte, schaute er ihm in die Augen. Dann wandte er sich aber gleich seinen Kameraden zu und führte ein lautes und lebhaftes Gespräch mit ihnen. Seine Kameraden, die, wie alle Kinder, Schwächen schonungslos ausspähen, hatten ihm Übernamen gegeben: „Grimassenschneider", weil es manchmal unkontrolliert in seinem Gesicht zuckte, und „Besserwisser", weil er viel kritisierte und seine Äusserungen sogar mitten im Unterricht vorlaut von sich gab. Trotzdem war Peter geschätzt, denn er war ein gerader und fröhlicher Kamerad.

Der Knabe – er war der älteste neben zwei Brüdern und einer Schwester – durfte während des Abendessens am runden Tisch neben dem Lehrer sitzen. Darauf war er ausserordentlich stolz, gab aber kein Wort von sich. Nach dem Essen trugen die Kinder das Geschirr in die Küche, sagten „gute Nacht" und verschwanden auf einen Wink des Vaters. Während die Mutter noch den Tisch abwischte, stellte der Vater die Frage, warum sein Sohn jetzt auf einmal so kritisch geworden sei.

„Ich will versuchen, es zu erklären", sagte der Lehrer. „Die Kritik, die Ihr Sohn zeigt, hängt mit seinem Alter zusammen. Sie finden das sehr häufig mit dem Beginn des neunten Jahres. Bis vor kurzem steckte Ihr Sohn noch im Nachahmungsalter, das heisst, er tat das, was in seiner Umgebung vor sich ging. In diesem kindlichen, mehr träumerischen Zustand war er mit seiner Umgebung verwoben. Jetzt aber hat sich das geändert. Mit dem neunten Lebensjahr, an einer Schwelle seines Lebens, erwacht das Kind, es sieht seine Umgebung zum erstenmal auf eine bewusstere Art und Weise als früher. Aber auch in seiner Innenwelt kommt es zu einem neuen Ich-Erleben, das viel tiefer ist als je zuvor.[2] Es tritt in die Aussenwelt beobachtend ein. In einer Handlung erkennt es den Gedankenablauf klarer als vorher. Vieles fällt ihm jetzt erst auf, was ihm früher entgangen ist.

Dieses Erwachen kann ein stilles Staunen sein, es kann aber auch zur Kritik führen. Das Kind nimmt eben jetzt bewusster auch das wahr, was ihm widersinnig erscheint. Dass es mit seiner Kritik noch sehr oft daneben trifft, ist eine andere Sache. Die Fähigkeit, den Beobachtungen einen Zusammenhang abzugewinnen, will ja von jetzt an erst erworben werden, sie ist vor allem noch nicht durch die Erfahrung gereift. Hat der Vater zum Beispiel die Strassenschuhe anbehalten, während die Kinder nur in Hausschuhen herumgehen dürfen, so wird das als ‚ungerecht' empfunden. Was den Vater dazu veranlasst haben könnte – ob es tatsächlich ein Versäumnis von ihm ist oder ob er sogleich ausser Haus noch etwas besorgen will und deshalb, weil es trockenes Wetter ist, die Schuhe anbehalten hat –, lässt das Kind in der Regel ganz ausser acht."

„Sie wollen damit sagen", warf der Vater ein, „dass die Kritiksucht unseres Peter also lediglich eine altersbedingte Erscheinung ist?"

„In gewisser Weise schon. Die Erwachsenen stehen eben jetzt nicht mehr unantastbar über dem Kind. Das Kind hat im Grunde leise die Frage: Woher wissen die Erwachsenen alles? Und in diese mehr im Unbewussten liegende Frage mischt sich auch etwas Zweifel: Wissen sie wirklich alles? Buben sprechen ihre Zweifel oder Kritik eher aus als Mädchen, die sich mehr zurückhalten und zurückziehen."

Der Lehrer schwieg. Er stellte sich die Frage, ob die besonders heftige Kritiksucht von Peter allein damit zu erklären war. Oft brachte der Neun-Jahres-Übergang etwas an die Oberfläche, was sich als eine Einseitigkeit oder Schwäche in der Umgebung des Kindes zeigte. Konnte es hier auch so sein? Dem Lehrer war die spontane und bestimmende Art des Vaters während des Abendessens aufgefallen. Seine Lebenshaltung war tonangebend in der Familie. Was er sagte, wurde von den Kindern sogleich ausgeführt. Unsichtbar, aber wie in allem gegenwärtig und wirksam, herrschte die Vatergebärde des hinweisenden Zeigefingers. Und dieses Deuten bezog sich hier immer auf etwas Äusseres. Jedes innere Anliegen schien von vorneherein zum Schweigen verurteilt. Das war aus der Lebenssituation der Familie verständlich, denn bei sechs hungrigen Mündern stand jeden Tag der Lebensunterhalt notgedrungen im Mittelpunkt des Interesses. Weder der Vater noch die Mutter hatten Zeit für ein Buch, Musik kam aus dem Radioapparat. Das wurde dem Lehrer plötzlich klar, und damit stand er vor dem Problem: Durfte er den Vater auf diese Zusammenhänge aufmerksam machen? Ihn hinweisen, dass in den Kindern sich oft die Eigenarten der sie umgebenden Erwachsenen spiegeln? Er wollte auf keinen Fall, dass es als Vorwurf aufgefasst würde. Es ging doch um die Frage einer Selbsterkenntnis. Aber der Vater wies ja schon jede kritische Äusserung seines Sohnes zurück; wie würde er reagieren, wenn ein Aussenstehender so etwas andeutete? Der Lehrer merkte, wie er im Grunde auf die Mitarbeit des Vaters angewiesen war, aber er fand in diesem Augenblick nicht den Mut und die richtigen Worte. Es ging ihm durch den Kopf: Wie steht es mit deiner eigenen Selbsterkenntnis? Wie würdest du reagieren, wenn dir so etwas gesagt würde? Aber konnte er mit gutem Gewissen einfach schweigen? War er es nicht dem Kinde schuldig, offen zu sein? Erwarteten nicht die Eltern eine Antwort auf ihre Frage? War sein Zögern nicht Feigheit? Eben hatte er sich einen Ruck gegeben und wollte etwas sagen, da kam ihm der Vater zuvor.

„Wissen Sie", sagte er lächelnd, „vielleicht hat mein Sohn etwas von dieser Besserwisserei sogar von mir. In meinem Beruf bin ich gezwungen, die Arbeit anderer Menschen zu überwachen, und natürlich gibt es da auch so manches Mal etwas zu beanstanden. Das könnte doch auf ihn abgefärbt haben. Meinen Sie nicht?"

Das Ganze löste sich in Heiterkeit. Der Lehrer nahm der Mutter, die eben aus der Küche zurückkam, die Tassen ab, die sie mit einer Kanne Tee hereinbrachte. Sie schenkte ein. Dabei dachte der Lehrer weiter über den Knaben nach.

Die Kritiksucht, aber dann auch die Tränen, die ihm trotz seines Alters noch immer so schnell in die Augen treten konnten – wies nicht beides darauf hin, dass das Kind sich nicht in sein tieferes, inneres Erleben zurückziehen konnte? Das Problem war die Pflege des seelischen Lebens. Der Lehrer merkte, dass er diese Frage direkt anpacken müsse.

„Haben Sie Peter eigentlich Geschichten erzählt?" fragte

er sogleich die Mutter, die sich nun ebenfalls an den Tisch gesetzt hatte.

„Eben das habe ich versucht“, antwortete die Frau lebhaft, „aber es ist mir nicht gelungen, obwohl ich die schönsten Märchen ausgesucht habe. Peter hat mir rundweg erklärt: ‚Ich will keine Märchen. Ich will lieber wahre Geschichten!‘ Auch dass er am nächsten Tag bei Tisch die Bemerkung machte: ‚Der Esstisch ist gar nicht aus Holz. Der ist ja nur furniert‘, zeigt, dass er ganz in der Realität leben möchte. Er ist nicht mehr für Geschichten zu haben.“ – Der Lehrer machte sich den Vorwurf, dass er die Familie zu lange ausser acht gelassen hatte, denn der Rat, dem Knaben Märchen zu erzählen, lag schon mehr als zwei Jahre zurück. Seither hatte sich bei dem Kinde manches geändert.

„Märchen sind jetzt nicht das richtige“, bekräftigte er. „Jetzt hat Ihr Sohn die Neun-Jahres-Schwelle überschritten, und da wäre das Märchenerzählen ja der Versuch, ihn in seiner Entwicklung künstlich zurückzuhalten. Im Märchenalter leben die Kinder in einer paradiesischen Einheit mit der Welt, in der alle Dinge miteinander sprechen und sich verstehen, nach dem Übergang im neunten Lebensjahr erlebt das Kind die Welt aber nicht mehr von innen, es hört nicht mehr das Raunen zwischen den Dingen und wie sich alles von innen offenbart. Jetzt sieht es die Welt von aussen in ihrem rätselhaften Schweigen. Fragen werden im Kinde wach. Es will die Welt kennenlernen.“

„Also sollen wir ihm jetzt keine Geschichten mehr erzählen?“ will die Mutter wissen.

„Geschichten schon, aber nicht mehr Märchen. Was Ihren Sohn jetzt interessiert, sind die Zusammenhänge im Leben. Was beispielsweise auf einem Bauernhof geschieht, interessiert ihn, Geschichten aus den Bergen und den Wäldern und was in den verschiedenen Werkstätten gemacht wird.“

„Das würde ihn aber doch gerade auf die Aussenwelt hinlenken. Sie haben aber bei Ihrem letzten Besuch hier gesagt, dass der Bub viel in seiner Phantasie leben soll, ich glaube, Sie haben auch das Wort Innenwelt gebraucht", wandte nun der Vater ein, der die ganze Zeit nur zugehört hatte.

„Das Märchen hat den Sinn, das Kind, wie in einem Aufwachtraum, auf die Welt vorzubereiten. Es hilft ihm, die Welt wesenhaft zu sehen, was gut und böse ist, brauchbar oder falsch. Ihr Sohn ist aber jetzt in einer ganz anderen Lage. Er isst sein Stück Brot, und auf einmal möchte er alles wissen vom Brotbacken, Kornmahlen und -ernten und so weiter."

„Was soll man eigentlich tun, wenn Kinder Brotrinden liegen lassen oder das Brot sogar wegwerfen? Ich finde das ganz schrecklich. Aber was würden Sie tun?" fragt die Mutter schnell dazwischen.

„Wenn wir mit dem Kinde ein Brot backen oder vielleicht mit einer kleinen Handmühle auch das Korn mahlen und dann wieder an einem Felde vorbeikommen, wo die Körner reifen, da können wir mit ihm darüber sprechen, dass so ein kleines Körnlein schon wie ein kleines Brot ist, das die Sonne gebacken hat. Dass unser Backen, wenn wir die Elemente Wasser, Luft, Feuer dazubringen, eigentlich eine Wiederholung ist von dem, was draussen in der Natur geschieht in Regen, Wind und Sonnenhitze. Wenn wir backen, so tun wir etwas, was in der Schöpfung auch geschieht, das gibt unserem Tun eine besondere Stimmung."

„Aber wenn das Kind keine Achtung hat vor dem Brot, was soll man tun?" Die Mutter seufzte.

„Das Brot wird aus den Körnern, die Körner reifen im Sonnenlicht, das Licht ist eine Kraft, die alles zum Wachsen bringt, sie führt zum Schöpfer. Das ist es, was uns nährt, das ist die Kraft im Brote. Es ist keine Frömmelei, sondern etwas, was das Kind auch erlebt, wenn wir vor dem Essen diesen Spruch sagen:

,Das Brot vom Korn,
Das Korn vom Licht,
Das Licht aus Gottes
Angesicht.
Die Frucht der Erde
aus Gottes Schein
lass Licht auch werden
im Herzen mein.'[3]

Wenn das Kind das einmal erlebt hat, wirft es kein Brot mehr fort, oder aber es findet es ganz gerecht, wenn es dann gestraft wird, indem es zum Beispiel einmal nichts zu essen bekommt."

„Ich glaube", sagte die Mutter, nachdem sie eine Weile nachgesonnen hatte, „wir gehen viel zu wenig auf so etwas ein. Wir berücksichtigen die Gefühle zu wenig, und die Kinder empfinden das. Als ich etwa neunjährig war, las ich in unserem Lesebuch eine Schilderung, die hiess ,Der Bergbauer'. Ich weiss noch heute manches daraus. Es handelte vom Misten im Herbst, von Kälte und Schnee, die den Bauern in sein warmes Haus zurücktreiben, vom gemütlichen Kuhstall und von dem Hirten, der hinter der kleinen Fensterscheibe auf den Frühling wartet. Dann kam die Schneeschmelze, die Frühlingssonne, Veilchen und Schlüsselblumen wurden erwähnt, bis zum Alpauftrieb ging das, und wie dann die Bauern wieder auf die Bergeshöhen stiegen, um zu heuen. Sehen Sie, als Kind kam mir eines Tages der Gedanke: Was tut der Bauer? Er folgt ja immer dem Lauf der Sonne: Sinkt sie, wie im Winter, so geht er in sein Haus, steigt sie, so klettert auch er in die Höhe. Ich hatte damals dieses Erlebnis. Das war etwas ganz Besonderes für mich, als ich das merkte.

Und eines Tages stellte unser Lehrer genau diese Frage: ,Was tut der Bauer?' Ich konnte nicht darauf antworten, das weiss ich heute noch. Ich konnte es einfach nicht in Worte bringen, was ich empfand. Und so geht sicher vieles in unserem Kind vor, auch wenn es nichts sagt, und wir gehen zu wenig darauf ein und lassen zu wenig gelten, was ungesagt bleibt." Die letzten Worte – gelten lassen, was ungesagt bleibt – hatte die Mutter mit einer Betonung gesagt, in der ihr inneres Anliegen mitklang. Sie sah vor sich hin.

„Wir lasen in der dritten Klasse ‹Robinson Crusoe›", warf der Vater ein. „Das war doch etwas! In der Folge bauten wir uns Baumhütten, richteten uns alles zum Leben ein, kurzum wir führten ein richtiges Robinson-Leben."

In diesem Augenblick wurde dem Lehrer klar, warum Rudolf Steiner die Lektüre des Buches von Daniel Defoe für Kinder nicht empfohlen hat.[4] Wenn sich die dort geschilderte Lebensart als Keim in die Kinderseele senkt, so schiesst der Selbsterhaltungstrieb mächtig in die Höhe, und das Vertrauen in die geistige Führung, das im Schicksal eines jeden Menschen liegt, wird immer kleiner. Aber gerade der Zusammenhang mit den Schicksalsmächten sollte nicht verloren gehen, sondern – wenn irgend möglich – im neunten Jahr erlebt werden.

Der Lehrer griff das Thema auf: „Sie wissen ja, dass die Kinder gegenwärtig die Geschichte von Josef hören, den seine Brüder verkaufen und der hernach seinen Brüdern helfen kann. Das vermag er durch seinen aufrechten, unegoistischen Charakter, aber auch durch die Hilfe von den Mächten, die schicksalführend in seinem Leben sind. Ihr Hereinwirken kommt ja auch durch seine Träume zum Ausdruck. – Nimmt nun das Kind den Inhalt einer solchen Erzählung auf, so vertieft es seine Beziehung zu einer Macht, die über uns steht. Es wächst in einen grösseren Zusammenhang hinein.

Das ist bei ‚Robinson Crusoe' anders. Unausgesprochen, aber sehr wirksam, zieht sich durch das Ganze wie ein roter Faden die Frage: Wie helfe ich mir am besten? Das ist alles sehr raffiniert gemacht und packend geschildert. Die Gefahr, die darin liegt, ist die Einseitigkeit. Natürlich, jeder Mensch muss sich bis zu einem gewissen Grade selber helfen, aber er könnte doch gar nicht existieren, wenn er nicht auch den anderen Menschen helfen würde, so wie sie ihm helfen. Das ist auch bei Robinson Crusoe nicht anders. Woher hat er Gewehr, Pulver, Beil und Säbel? Wenn er das nicht hätte, was vom Büchsenmacher, vom Schmied, vom Zimmermann kommt, so könnte er gar nicht dieses Leben auf seiner Insel führen, wie es geschildert wird. Den sozialen Zusammenhang, der in jedem Menschenleben notwendig ist, übersieht die Darstellung von Defoe. Da ist eine Gefahr für das Kind, wenn es nur darin lebt, denn es will sich gerade jetzt in seine Umgebung, in seine sozialen Verhältnisse im weitesten Sinne einleben und sie kennenlernen."

„Da irren Sie sich aber", protestierte der Vater. „Gerade dadurch, dass wir uns eine Baumhütte bauten, waren wir ein verschworener Freundeskreis. Wir lernten auch vieles dadurch kennen. Manches lernten wir von Schlossern und Zimmerleuten. Das Robinson-Leben hat uns mit vielen anderen Menschen zusammengebracht."

„Das ist schon richtig", unterstützte die Frau ihren Mann. „Ihr Buben habt das gebraucht, und das war sicherlich auch eine schöne Zeit für euch. Aber bei dem Robinson ist ja noch etwas anderes dabei. Es ist alles so ‹selbstgemacht›, der etwas blasierte Selfmademan ist da schon vorgezeichnet. Das Buch ist ausgedacht. Im Leben, das wissen wir ja auch, geht es oft anders. Da geschehen eben solche Dinge wie in dem Schicksal des Josef, und erst zum Schluss sieht man, dass das, was da alles passiert, einen ganz tiefen Sinn hat. Vielleicht haben Sie das gemeint", wandte sich die Mutter fragend an den Lehrer.

„Es ist eben ein Roman", räumte der Vater ein. „Aber

eines muss ich doch sagen: Dass Buben – und ich glaube, das ist auch für Mädchen richtig – in diesem Alter etwas Handfestes arbeiten, das ist gut! Sie müssen ja später in der Welt leben! Die Schulstube ist auch wiederum nur ein Teil des Lebens, und sie kann auch ganz einseitig sein, wenn man nicht sieht, was das Leben fordert."

Der Lehrer stimmte dem Vater zu. Nur zu gut wusste er, wie gross die Gefahr ist, dass das Lernen abstrakt bleibt, wenn ihm der rechte Bezug und Zusammenhang mit dem Leben fehlt. Wenn man mit den Kindern gemeinsam nageln, sägen, bauen, pflügen und brotbacken könnte, trüge das zu einem schönen inneren Gleichgewicht bei. Peter war zwar ein etwas schlampiger Schüler, aber wie gerne packte er doch zu, wenn es um Praktisches ging. Würde er nicht den Lehrer viel mehr lieben, wenn er mit ihm zusammen werken könnte? Und dann – das bliebe abzuwarten – würden seine Heftarbeiten vielleicht auch anders aussehen.

Die Mutter fragte, ob sie Tee nachgiessen dürfe. Der Lehrer verneinte. Er haderte ein wenig mit sich selber und überlegte, wie er die Anregungen des Vaters am besten in die Tat umsetzen könne.

„Wissen Sie", wiederholte der Vater in die Stille, „die praktischen Dinge des Lebens sind auch sehr wichtig. Aber ich meine, man muss wissen, wo man anfängt und was noch zu früh ist. Neulich fragte mich mein Sohn, wie man den Strom erzeugt. Was würden Sie da antworten?"

Der Lehrer besann sich einen Augenblick. „Er kennt ja den Dynamo am Fahrrad. Da kann man zu ihm sagen: ‚Siehst du, damit wird Strom erzeugt. Wie das da drin funktioniert, wirst du, wenn du ein paar Jahre älter bist, in der Schule ganz genau lernen. Nun reicht dieser Strom aber gerade für ein Fahrrad. Weil man mehr Strom braucht, treibt man ein grosses Rad, eine Turbine, mit Wasserkraft an.' Dann müsste man über die Wasserkraft sprechen und insbesondere die Frage behandeln, wie das Wasser eigentlich in den Stausee kommt, der doch hoch oben im Gebirge liegt. Damit kommt man wieder auf die Kraft der Sonne, so dass das Kind zum Schluss die Ahnung hat: im Grunde steckt auch im Strom die Sonnenkraft, nur ist sie verwandelt. Bei allen Fragen, die die Technik betreffen, muss man den Zusammenhang mit der Natur wieder herstellen. Es gibt ja kein technisches Produkt, das nicht vor seiner Herstellung aus der Natur entnommen worden ist. Später muss das Kind selbstverständlich mit der Technik vertraut werden. Der Beginn des ersten Physikunterrichtes liegt in der sechsten Klasse. Der naturkundliche Unterricht im vollwissenschaftlichen Sinn kann sogar erst dann fruchtbar sein, wenn das Kind das vierzehnte Lebensjahr schon überschritten hat.

Aber Sie haben ganz recht. Viele Kinder interessieren sich heute sehr früh für Technisches. Rudolf Steiner, der selber als Sohn eines Eisenbahners aufwuchs, sagte dazu einmal, dass es das Schlimmste sei, was einem Kinde vor dem vollendeten neunten Lebensjahre passieren könne, wenn es ein mechanisches Verständnis einer Lokomotive oder einer Strassenbahn gewinnen würde. Das wären Spiesse, die in seine Organisation hineinwirkten. Etwas anderes ist es, wenn man dem Kinde zeigt, wie jede technische Errungenschaft auf langen, mühseligen Wegen der Natur abgerungen wurde.[5]

Der Mensch hat die Technik als das vierte Reich zu den drei Naturreichen – Steine, Pflanzen und Tiere – hinzugefügt. Diese drei Naturreiche sind vom Leben und Vergehen erfasst und durchdrungen, das Mineralreich natürlich nur über den Umweg von Pflanze und Tier; das Reich der Technik ist tot."

„Natürlich", stimmte der Vater zu, „die Technik führt heute so eine Art Eigenleben. Sie ist auch schuld daran, dass wir uns von der Natur immer weiter entfernt haben, das heisst, nicht die Technik, sondern der Mensch ist schuld, denn ohne ihn gäbe es ja gar keine Technik, die durch ihre Auswirkungen das Leben und die Erde zerstört. Wir müssen jetzt den Weg zurückgehen. Wir dürfen uns nicht noch weiter von der Natur entfernen, sondern müssen sie wieder finden. Und das muss auch in der Erziehung berücksichtigt werden. So ein neunjähriger Bub muss zuerst richtig zu sich selbst kommen, und das lernt er gewiss nicht von der Technik, die eine tote Sache ist und in der die Gefahr liegt, dass sie die ganze Menschheit von sich selber wegführen kann. Wir merken es ja an unseren Kindern, wie schlecht zum Beispiel das Fernsehen auf sie wirkt."

„Ich meine einfach, dass die Kinder auch eine richtige Freude und innere Liebe zum Garten haben sollten, bevor es so ins Technische geht", meinte die Mutter. „Wenn wir im Güetli arbeiten – wie ist das doch schön, auch wenn wir dann am Abend recht müde sind! Da schaue ich dann einen Goldregen an oder das junge Birkengrün oder die herrlichen Frühlingswolken, die durch den weiten blauen Himmel segeln! Da kam mir gestern wieder ein Psalm in den Sinn, den ich als Kind lernte:

> Lobe den Herrn, meine Seele! Herr, mein Gott, Du bist sehr herrlich, Du bist schön und prächtig geschmückt.
> Licht ist Dein Kleid, das Du anhast! Du breitest aus den Himmel wie einen Teppich;
> Du wölbest es oben mit Wasser; Du fährest auf den Wolken wie
> auf einem Wagen und gehest auf den Fittichen des Windes.[6]

Als ich noch ein Kind war, sagten mir diese Worte gar nicht viel, aber jetzt haben sie eine ganz andere Bedeutung. Dieser Psalm Davids ist doch eine rechte Herzkraft, und die Kinder sollten auch so etwas lernen für ihr späteres Leben."

„Wir müssen noch über den Peter sprechen", verlangte

der Vater. „Da ist seine Kritiksucht; womit sie zusammenhängt, ist mir jetzt schon klarer. Einen Teil davon hat er von mir, aber dann braucht er wohl noch etwas, was ihn innerlich noch mehr ausfüllt. Er ist nicht so ganz in seinen Schuhen drinnen. Verstehen Sie, was ich meine?"

„Durchaus", bekräftigte der Lehrer. „Ich will versuchen, dass ich ihn in der Schule noch mehr ansprechen kann, aber eine ganz grosse Hilfe für die Schwierigkeiten, die der Neun-Jahres-Übergang in sich hat, bringt das Gespräch der Eltern mit dem Kind. Ich meine ein Gespräch, das nicht von den alltäglichen Dingen handelt. Die gemeinsame Gedankenbildung von Vater und Mutter kann auf das Kind einen sehr starken Eindruck machen. Das Ungleichgewicht des Kindes kann durch eine Harmonie von Vater und Mutter wieder korrigiert werden. Kinder, besonders im Wendepunkt des neunten Jahres, erleben das als eine tiefe Wohltat. – Und dann wollen wir hoffen, dass unser heutiges Gespräch auch weiterhilft. Oft habe ich es erlebt, dass es dem Kinde unmittelbar zugute kommt, wenn die Erwachsenen sich Zeit nehmen, um dasjenige zu besinnen, was das Kind ebenso zum Leben braucht wie Essen und Trinken. – Am besten wäre es, wir kämen nach einiger Zeit noch einmal zusammen."

Als der Lehrer in später Nachtstunde nach Hause ging, fühlte er sich dem Elternpaar innerlich nahe. Er hatte gesehen, dass diese Eltern den strengen Massstab der Selbsterziehung auch bei sich anlegten, den der Lehrer nur zu gut als die Voraussetzung zur Erziehung kennengelernt hatte. Das gab ihm eine starke innere Verbundenheit mit diesen Eltern. Und so bekam er zu Peter, trotz mancher Schwierigkeiten, die er hatte, einen viel besseren Zugang. Gerade das war aber für den Übergang im neunten Jahr von der allergrössten Bedeutung.

Einige Zeit später baute der Lehrer auf Anregung von Peters Vater mit seiner Klasse ein kleines Holzhäuschen.

Als die Hütte fast fertig war, baten die Kinder den Lehrer, auch eine Türe anzuschlagen, sonst könne man doch nicht schliessen und ganz im Haus drinnen sein. Die Aufgabe war von der handwerklichen Seite für den Lehrer nicht einfach. Da kam Peters Vater und half, indem er die Scharniere mit sicherer Hand anschlug. „Unsere Baumhütte", lächelte er verschmitzt, „hatte auch eine Türe. Sie hing an Lederscharnieren. Und übrigens lässt meine Frau Sie grüssen. Sie wollte Ihnen unbedingt sagen, dass unser Peter seit Ihrem letzten Besuch ein ganz anderer ist. Das finde ich auch. Oder – wir sehen ihn anders. Vielleicht kommt auch beides zusammen. Eins ist aber ganz sicher: Etwas ist in ihm jetzt erwacht, was vorher verborgen war."

Gespräch mit Monikas Eltern

Die letzten Töne waren verklungen. Der Vater, der mit dem Lehrer alleine im Musikzimmer zurückgeblieben war, während die Mutter ihre Tochter zu Bett brachte, benützte die Gelegenheit, um dem Lehrer sein Herz auszuschütten.

„Wir sind sehr froh, dass Sie heute abend zu uns gekommen sind. Denn – ganz offen gestanden – unsere Monika macht uns sehr grosse Sorgen. Sie wissen es ja selbst: Sie ist ein sensibles und hochbegabtes Kind, mindestens auf dem Gebiet der Musik, und nun beobachten wir Dinge, gerade in allerletzter Zeit, die uns sehr beunruhigen. Das ist nicht nur ein vorübergehender, elegischer Zug. Meine Frau hat die sonderbarsten Beobachtungen gemacht." Inzwischen war die Mutter wieder zurückgekehrt.

„Das beste Beispiel hätten Sie eben sehen sollen. Sie hat eine merkwürdige Angewohnheit. Sie legt sich nicht zum Schlafen hin, ohne vorher unter dem Bett nachzusehen, ob jemand darunterliegt. Eben hat sie es wieder getan. Und auch die Art, wie sie die Bettdecke vorsichtig zurückzieht: Als ob ein Fremder in ihrem Bett liegen könnte ..."

„Ist das nicht merkwürdig? Da muss doch irgendetwas in ihr vorgehen", vermerkte der Vater.

„Das ist aber nicht das einzige. In unserem Flur hängt neben der Garderobe ein grosser Spiegel. Glauben Sie, dass sie manchmal fast nicht an dem Spiegel vorbei kommt? Neulich musste ich mich vor den Spiegel stellen, damit sie ins Musikzimmer gehen konnte, das auf der andern Seite des Flurs liegt."

„Meine Frau ist stolz darauf, dass sie mit Leichtigkeit die

ganze spiegelnde Fläche verdeckt.“ Nachdem der Mann eine kleine Attacke seiner Frau liebevoll abgewehrt hatte, setzte er hinzu: „Wir haben den Spiegel jetzt mit Mänteln verhängt, um unsere Tochter nicht weiter zu beunruhigen.“

Der Lehrer hörte gespannt zu.

„Das ist aber nicht alles“, fiel die Mutter ein. „Ich muss Ihnen noch erzählen, was ich neulich erlebt habe.“ Der Vater unterbrach: „Meine Frau steht am Fenster im ersten Stock – von dort aus übersieht man die ganze Strasse – da kommt Monika von der Schule zurück, wie üblich, etwas schlendernd, und plötzlich fängt sie an, wie eine Rasende zu rennen. Sie rennt, als wenn, ich weiss nicht wer, hinter ihr her wäre.“

„Es war aber niemand zu sehen. Auf der ganzen Strasse war kein Mensch“, schob die Mutter ein.

„Sie rennt zur Haustüre, wühlt mit grösster Hast ihren Schlüssel hervor, findet kaum das Schlüsselloch, endlich gelingt es ihr, die Türe zu öffnen, und sie springt auf die kleine Fussmatte, die gleich hinter der Schwelle liegt. Was hat sie dann getan? Was hat sie dann gemacht? Erzähle du, du hast es ja gehört.“

„Erst hat sie mit den Füssen gestampft, und dann hat sie leise vor sich hingemurmelt: ‚Gerettet, gerettet!‘ Finden Sie das normal?“ Der Vater sah den Lehrer mit erwartungsvoller Miene an.

Der Lehrer überlegte eine Weile. „Erklärungen im üblichen Sinne kann ich dazu keine geben. Aber es hilft Ihnen vielleicht, zu wissen, dass nicht nur Sie durch Beobachtungen dieser Art bei Kindern beunruhigt werden, die, wie Ihre Tochter, den Lebensübergang zwischen dem neunten und zehnten Jahr zu bewältigen haben.“

„Erzählen Sie“, bat der Vater.

„Das Kind steht in diesem Alter an einer Schwelle. Es ist die Schwelle, die zwischen seiner frühen Kindheit liegt und dem, was jetzt an ganz neuartigen Eindrücken auf es zukommt. Es nimmt plötzlich seine Umgebung zur Kenntnis. Vorher ist das nicht der Fall gewesen, solange es noch durch die Nachahmung, man möchte fast sagen: in seiner Umgebung einen süssen Traum genossen hat. Das ist jetzt vorbei, und das spürt auch das Kind. Alles, was Sie geschildert haben, bezieht sich in gewisser Weise darauf. – Aber, was ich eigentlich sagen möchte, es ist dies keine wissenschaftliche Erklärung, wie man sie im heutigen Sinne verlangt –"

„Sagen Sie es doch ruhig", bat der Vater.

„Es ist eher eine Art Traumdeuten", lächelte der Lehrer. „Und da sind oft mehrere Möglichkeiten denkbar. Ich meine, dass in allen Ihren Beobachtungen immer wieder dieses eine deutlich wird: Ihre Tochter erlebt die Übergänge in besonderer Weise. Ob das jetzt die Hausschwelle ist oder der Übergang vom Tag in die Nacht, in beiden Fällen kann man das doch deutlich sehen."

„Und der Spiegel?" fragte die Mutter.

Der Lehrer besann sich. „Wie ich schon sagte, diese Beobachtungen machen nicht nur Sie allein. Der Spiegel gehört in diesem Alter zu den Einrichtungsgegenständen, mit denen sich das Kind auseinandersetzt."

„Aber warum?" forschte die Mutter.

„Man kann es nicht erklären – oder vielmehr, ich wüsste keine Erklärung. Man kann es aber innerlich mitvollziehen, was in einer Kinderseele vor sich geht, wenn es durch sein Spiegelbild gestört wird. Das Kind will diese Begegnung mit sich nicht auf diese äusserliche Art. Gerade jetzt greift nämlich sein Ich in sein Schicksal ein. In dieser Schwellensituation erlebt das Kind sich selbst. Der Spiegel ist wie eine Karikatur für das kindliche Erleben. Es weicht ihr aus."

„Darauf bin ich noch gar nicht gekommen, dass so etwas dahinterstehen könnte." Die Mutter schwieg sinnend.

„Aber", wandte der Vater ein, „wenn das eine altersbedingte Erscheinung ist, dann müssten auch andere Kinder derartige Erlebnisse haben. Sind Ihnen solche bekannt?"

„Das ist durchaus der Fall", bestätigte der Lehrer. „Nur muss man in Betracht ziehen, dass die Kinder sehr verschieden sind. Das, was Sie bei Ihrer Tochter beobachtet haben, ist im Grunde nichts Aussergewöhnliches. Aussergewöhnlich ist höchstens die Heftigkeit, die Gefühlsstärke oder der Grad der Erregung, mit dem das alles bei ihr herauskommt."

„Haben andere Kinder wirklich ähnliche Erlebnisse?" drang der Vater weiter auf den Lehrer ein; aber die Mutter unterbrach seine Gedankengänge:

„Mir ist eben noch eingefallen, dass unsere Tochter augenblicklich alles, was Sie in der Schule erzählen, sehr stark beeindruckt. Ich sehe es ihr direkt an. Es beschäftigt sie. Die Erzählung vom Sündenfall hat ihr keine Ruhe gelassen. Immer wieder ist sie mit der Frage zu mir gekommen, was das Böse eigentlich sei, woher es komme und warum Gott das zulasse. Sie bedrängt mich mit vielen Fragen. Es liegt ihr aber gar nicht viel an meinen Antworten. Sie will es nur jemandem sagen können, und dann beschäftigt sie sich mit diesem Thema ganz selbständig weiter."

„Als ich vom Sündenfall erzählte, wurde es mäuschenstill in der Klasse. Die Kinder waren auf das äusserste gespannt. Eine Stecknadel, die auf den Boden fällt, hätte man hören können. Gut und Böse beschäftigt die Kinder jetzt gerade, da haben Sie ganz recht. Ich möchte nicht Ihrer Frage ausweichen", wandte sich der Lehrer zum Vater, „aber in gewisser Weise gehört ja alles zusammen. Sehen Sie: Gerade heute hat mir eine über siebzigjährige Kollegin, die nicht mehr in der Lage ist, selber etwas zu schreiben, ihre Memoiren diktiert. Ich möchte Ihnen gerne die Stelle vorlesen, wo sie ihre Eindrücke als neunjähriges Mädchen schildert: ‚In diesem Jahr hatte ich ein bedeutsames Ich-Erlebnis. Ich kam gerade von einer Unterrichtsstunde in der Stadt und musste an einer Tramhaltestelle umsteigen. In diesem Augenblick des Wartens wurde mir die völlige Gewissheit, dass nun das ganze Leben vor mir liege und dass ich es sei, die es führen müsse. Es wurde mir auch die Gewissheit zuteil, dass es von nun an Dinge geben würde, die ich ganz allein zu vollziehen hätte, ebenso die Gewissheit, dass ich mit dem Bösen zu ringen hätte.'"

Der Lehrer faltete das Papier wieder zusammen: „Sie sehen, diesen Entwicklungsschritt haben die neunjährigen Kinder auch damals schon vollzogen. – Übrigens, ich weiss nicht, ob es Ihnen aufgefallen ist – die Szenerie während des Umsteigens entspricht doch etwa dem Schwellenerlebnis, das Sie von Ihrer Tochter erzählt haben. Nur muss man sagen: In den meisten Fällen wird ein Kind nicht so genau wahrgenommen, wie das bei Ihrer Tochter der Fall ist. Man achtet nicht so oft darauf, was sich in den verborgenen Seelentiefen eines Kindes Entscheidendes anbahnt."

„Es ist, als ob etwas ganz Neues in das Wesen des kindlichen Gemüts einziehen wollte, aber nicht hineinkann. Was ist das wohl?" Eine gewisse Unruhe drückte sich in den Worten des Vaters aus. „Ja, das Ich-Wesen will in das Kind einziehen", wiederholte der Lehrer. „Das ist das eine, was leider zu wenig beobachtet und unterstützt wird, viel zu wenig. Das andere ist, dass die schöne Kinderwelt zurückgelassen werden muss, sie versinkt. Daraus entsteht Furcht. Hören Sie nur! Aus dem Poesie-Album derselben Kollegin, das sie aus ihrer Kindheit noch aufbewahrt hatte und mir zu lesen gab, durfte ich diesen Vers abschreiben, den sie mit neun Jahren gedichtet hatte.

Die Sonne sinkt ins Meer in roter Glut,
Kein Lüftchen regt sich, und alles ruht.
Die Sonne ist nun halb ins Meer gesunken,
Am Himmel glühn noch kleine Funken.
Die Sonne ist nun ganz ins Meer gesunken,
Am Himmel starben die letzten Funken.
Und um mich ward alles öd und leer,
Als säh' ich die Sonne nimmermehr."

Der Lehrer sah das Elternpaar aufmerksam an. Die Mutter blickte zu Boden, als suche sie etwas aus ihrer Vergangenheit heraufzuholen. Der Vater war stark beeindruckt. Es schien, als wollte er sich äussern, aber fände die Worte nicht.

Schliesslich unterbrach der Lehrer die Stille mit der Frage: „Was haben *Sie* denn erlebt, als Sie neun oder zehn Jahre alt gewesen sind?"

„Ich versuche schon die ganze Zeit mich daran zu erinnern. Jetzt ist es mir ganz klar: damals verlor ich meinen Vater." Die Mutter schwieg.

Ihr Mann schaute sie teilnahmsvoll an. Plötzlich sagte er: „Sehen Sie, meine Erinnerung ist ganz ähnlich. Sie hängt auch mit dem Tod zusammen! An meinem neunten Geburtstag bekam ich das Versprechen, dass wir in den Sommerferien ans Meer fahren würden. Ich bin im Frühling geboren, und so war ich neun Jahre und etwa vier Monate, als wir auf einer kleinen Insel die ersehnten Ferien machten. Was ich damals erlebt habe, steht mir heute noch vor den Augen. Ich stand mit meinem Vater am Hafen in einer schweigenden Menschenmenge. Dann ging eine Gruppe Matrosen an uns vorbei, die einen überaus schweren Eisensarg auf ein Schiff trugen. Sie ruderten das Schiff weit aufs Meer hinaus, ich konnte es kaum noch sehen, und dann sagte mein Vater zu mir: ‚Siehst du, jetzt heben sie den Sarg ins Wasser. Der Kapitän findet seine letzte

Ruhestätte auf dem Grund des Meeres!' Diesen Eindruck werde ich nie vergessen. Noch nie zuvor hatte ich daran gedacht, dass ein Mensch einmal in einem Sarg liegen könne."

Der Vater war in tiefe Gedanken versunken. Etwas ging in ihm vor, was ihm keine Ruhe liess. Der Lehrer beobachtete ihn mit wachsender Teilnahme.

„Sie haben vorhin bemerkt", sagte der Vater zögernd, mit einer plötzlich sehr tiefen Stimme, „dass Ihre Erklärung, Sie verglichen es mit dem Traumdeuten, auch noch andere Möglichkeiten offen lasse." Der Vater, sichtlich erregt, blickte dem Lehrer scharf in die Augen. „Wer ist dieser Unbekannte, den meine Tochter unter und in ihrem Bett sucht, den sie plötzlich spürt und vor ihm in das Haus flieht? Wer – könnte es nicht ebenso gut sein ..."

„Du musst dich doch nicht gleich so aufregen", versuchte die Frau ihren Mann zu beschwichtigen. „Wissen Sie, mein Mann und ich haben nämlich einen ganz merkwürdigen Verdacht. Aber nach dem, was Sie uns heute abend gesagt haben, sind unsere Ängste vielleicht doch unberechtigt. Findest du nicht auch?" Sie versuchte ihren Mann weiter zu beruhigen.

„Ich muss es Ihnen geradeheraus sagen: Wir haben den Eindruck, dass unsere Tochter ganz konkrete Todesahnungen hat! Dass sie uns vielleicht bald verlässt. Bei einem so hochsensiblen Kind wäre das ja doch möglich." Offensichtlich war diese Frage der Grund, warum der Vater den Besuch des Lehrers dringend gewünscht hatte.

„Da darf ich Sie nun wirklich beruhigen. Was Sie beobachten, stimmt überein mit dem, was andere Eltern auch bemerken, wenn ihre Kinder durch den Lebensübergang gehen. Das stimmt schon, auch ich sehe das alles. Nur kommen Sie zu einem anderen Schluss, der ganz abwegig ist, wenn ich das so sagen darf." Der Vater sah flüchtig zu dem Lehrer auf.

„Ich verstehe nicht ganz, wie Sie das meinen mit Beobachtung und Schluss“, fragte die Mutter.

„Sie haben in gewisser Weise schon recht mit Ihrer Empfindung: Mit der Vertreibung aus dem Paradies, die ich vorhin erwähnte, werden sogar die Worte ausgesprochen: ‚... denn du bist Staub und sollst wieder zu Staub werden.‘ Damit ist aber nicht gemeint, dass Adam und Eva sogleich sterben müssen. Etwas anderes kommt da zum Ausdruck. Etwas tritt in ihr Bewusstsein ein, was vorher nicht darin gewesen ist. Das ist die Sterblichkeit des Menschen.“

„Nun, Sie haben ja heute abend unsere Monika selber gehört, als sie am Flügel sass. Die Texte zu ihrem Lied dichtete sie selbst, und immer ist es das Motiv des Todes. Ich frage mich, ob eine so frühreife künstlerische Leistung mit dem, was Sie sagen, ihre Erklärung findet.“ Der Vater sah mit unbeweglichem Gesicht zu Boden.

„Was auch mich bewegt, wenn ich Ihre Tochter so am Flügel höre und sehe“, versicherte der Lehrer, „das ist das erst neunjährige Kind, das den Schmerz, den Tod schon künstlerisch zu gestalten beginnt. Das hat etwas Ergreifendes, wenn das ein junger Mensch versucht. Nur wenige Kinder können das so früh. Aber alle Kinder gehen durch dieses Leiderlebnis. Ihre Tochter befreit sich aber davon, indem sie es gestaltet. Das konnte man sehen, als sie nachher vom Flügel wegging. Diesen Prozess kennen Sie doch als Künstler ganz genau.“ Der Vater wandte sich dem Lehrer zu. Beider Männer Blicke ruhten einen Augenblick ineinander. „Vielleicht darf ich noch etwas Persönliches hinzufügen“, sagte der Lehrer in fragendem Tonfall. Der Vater hatte seine Ruhe wieder gefunden.

„Wenn Sie zu sehr auf Ihr Kind eingehen, so wird es sich noch mehr nach innen wenden. Ihre Tochter wird zu stark auf sich verwiesen und bekommt diesen schwermütigen Zug. Lassen Sie sie ruhig ganz ungehindert musizieren, ohne dass Sie darin etwas Ungewöhnliches sehen, und Sie werden bald bemerken, dass dieses Musizieren für sie eine Art Selbstheilung ist."

„Mag sein, dass Sie recht haben und ich tatsächlich den elegisch-melancholischen Ausdruck über den Verlust ihrer paradiesischen Kindheitstage missdeutet habe. Es drückt sich darin also eigentlich nur der Tod ab, er ist es nicht selbst. – Ich will damit leben. Ich bin froh, dass ich Ihre Anschauung auch kennengelernt habe." Während des Gesprächs war der Vater aufgestanden und hatte die Bibel geholt. Die Schöpfungsgeschichte wollte er im Wortlaut nachlesen. Der Lehrer erhob sich, um sich zu verabschieden.

„Bitte, bleiben Sie doch noch einen Augenblick", bat die Mutter. „Sie haben uns heute abend schon geholfen. Aber es ist noch etwas anderes: Es bedrückt mich noch etwas – vielleicht können Sie da auch helfen. Sie hatten den Eindruck, dass unsere Tochter nach dem Spielen erleichtert und befreit vom Flügel wegging. Mag sein. Ich erlebe noch etwas ganz anderes dabei." Die Frau zögerte einen Augenblick. „Früher konnte ich mit meiner Tochter zusammen am Flügel sitzen, oder sie kam und sagte: ‚Mama, komm! ich muss dir was vorspielen.' Wie haben ihre Augen dann geleuchtet. Wir sind ein Herz und eine Seele gewesen. Aber jetzt? – Es stört sie, wenn ich nur im Musikzimmer bin. Und glauben Sie, dass sie mich auch nur einmal gefragt hätte, ob sie mir etwas vorspielen könne? Davon ist nicht die Rede. Sie spielt stundenlang für sich, für sich ganz allein. Dann steht sie auf und ist vergnügt – wie Sie sagen –, aber sie geht in den Garten, zu einer Freundin oder an die Hausaufgaben. Kurzum, sie macht alles, nur kommt sie nie mehr zu mir. Es ist, als sei etwas zwischen uns. Das ist nun schon seit Beginn der dritten Klasse so. Manchmal denke ich, ich verlöre mein Kind. Sie ist nicht mehr bei mir ..."

„Heute früh habe ich den Kindern die Opferung Isaaks erzählt. Ich muss sagen, dass ich selber lange Zeit keinen Zugang zu dieser Geschichte hatte. Durch das, was Sie mir eben jetzt erzählt haben, ist mir der tiefere Sinn dieses Opfers erst richtig aufgegangen."

Die Mutter hörte gespannt zu.

„Es war mir lange nicht klar", fuhr der Lehrer fort, „welcher Sinn darin liegen könnte, Abraham zu prüfen, ob er Gott oder seinen Sohn lieber habe. Jetzt aber muss ich sagen, dass ich den Unterschied sehe. Die Liebe zu Gott äussert sich darin, dass wir in den notwendigen Entwicklungsschritten eines Kindes das Walten eines Höheren, Göttlichen erahnen und diesem höheren Willen, dieser Entwicklung zum Durchbruch verhelfen, auch wenn es – wie im Falle des Lebensüberganges – das Opfer verlangt, dass die Mutterliebe sehr, sehr gross wird, so gross, dass sie ihr Kind frei gibt. Es kann in der Entwicklung des Kindes etwas nicht eintreten, das heisst, es würde erschwert, wenn diese Opferbereitschaft bei den Eltern nicht bestünde."

Der Lehrer hielt inne. Die Mutter schien gedanklich wohl zu folgen, aber etwas in ihr wehrte sich gegen diese Interpretation.

„Das ist eigentlich das Problem Vater-Sohn ..."

„Bis zu einem gewissen Grad vielleicht auch", ergänzte der Lehrer. „Aber die Opferung Isaaks wird ja in dem jüdischen Sagenkreis noch weiter gesponnen.[7] Satan, in der Gestalt eines Greises, geht zu Sarah und spricht: ‚Weisst du, was geschehen ist? Abraham hat auf Geheiss Gottes deinen Sohn Isaak geopfert. Der Knabe schrie und flehte, aber der Vater fand kein Erbarmen.'

Da stiess Sarah einen bitteren Schrei aus, zerriss ihre Kleider und warf sich auf die Erde. Sie weinte: ‚Isaak, Isaak, mein Sohn! Mit 90 Jahren habe ich dich geboren, und nun bist du des Feuers und des Messers! Aber es war das

Gebot des Herrn', so versuchte sie, sich zu trösten. ‚Seine Werke sind gerecht. Es ist nur mein Auge, das weint, mein Herz ist fröhlich!'

Sarah fand keine Ruhe und zog Abraham entgegen. Obwohl sie überall nach ihm forschte, fand sie ihn nicht. Da verwandelte sich der Teufel in einen Menschen, trat vor sie hin und sprach: ‚Isaak lebt, Abraham hat ihn gar nicht geopfert.' Auf diese Worte hin wurde Sarah von solcher Freude ergriffen, dass ihr das Herz brach und sie entseelt niedersank."

Der Lehrer sah, dass die Mutter durch einen heftigen Seelenkampf ging. Gerne hätte er ihr etwas Gutes gesagt, aber eine innere Stimme verbot ihm jedes weitere Wort.

Die Mutter schwieg.

Schliesslich unterbrach der Vater die Stille. Er hatte die Opferung Isaaks in der Bibel gefunden und rasch für sich gelesen. Nun blickte er auf und sah, wie es seiner Frau zumute war. Da las er die Worte:

„Weil du dies getan und deines eingeborenen Sohnes nicht geschont hast, so will ich dich segnen und deine Nachkommen vermehren wie die Sterne des Himmels und wie den Sand am Meer; und in Einem deiner Nachkommen sollen alle Völker der Erde gesegnet werden!"

„Das deutet auf die Geburt Christi hin", sagte der Lehrer.

Die Mutter, die wie verwandelt war, wandte sich zu ihrem Mann: „Ich glaube, jetzt erst ahne ich den tieferen Zusammenhang. Christus ist der Bringer der Nächstenliebe. Das ist nicht die Liebe des Blutes. Deshalb muss mich meine Tochter verlassen. Aber ich sehe jetzt, dass ein neues Wesen in sie einziehen will: ihr Eigenwesen. Das will frei sein von der alten Mutterliebe. Aber sie wird ihre Mutter wieder lieben, später. – Wir haben etwas ganz Falsches im Auge gehabt. Wir haben der Vergangenheit nachgetrauert. Die Züge ihrer Kinderzeit verschwimmen wie das Spiegelbild in den Wellen des Wassers. Das ist vergangen und verklungen. – Jetzt erst kommt dieses Kind wirklich zu sich selbst. Wir dürfen in der Nähe sein und das alles miterleben. Ich bin ganz glücklich darüber.

Ich sehe unsere Tochter jetzt mit anderen Augen."[8]

Liebe Eltern!

Wir sind heute abend wieder zusammengekommen, um gemeinsam auf den wichtigen Entwicklungsschritt hinzublicken, den Ihre Kinder zwischen dem neunten und zehnten Lebensjahr machen. Rudolf Steiner sagt: „Im neunten Jahr erlebt das Kind wirklich eine völlige Umgestaltung seines Wesens, die hinweist auf eine bedeutsame Umgestaltung seines Seelenlebens, auf eine bedeutsame Umgestaltung seines leiblich-physischen Erlebens."[9]

Was für ein Schritt ist das eigentlich?

Ihre Kinder lebten bis jetzt, das eine mehr, das andere schon weniger, in dem sogenannten Nachahmungsalter. Versetzen Sie sich einmal ganz in die Rolle des kleinen Kindes. Da wäre es nun so, dass, wenn ich den Finger auf den Mund legte, Sie alle auch den Finger auf den Mund legten. Und wenn ich dann ein Verslein sagte, zum Beispiel „Hopp, hopp, hopp, Pferdlein lauf Galopp", dann würden Sie es mir alle nachplappern. Also würde ich wieder den Finger auf den Mund legen, und schon wäre es still.

Durch das Nachahmen hat ja das Kind auch die Sprache gelernt. Stellen Sie sich vor, aus irgendeinem Grund käme ein vier-, fünfjähriges Kind in ein Land, wo nur chinesisch gesprochen wird. Schon in wenigen Monaten spräche das Kind Chinesisch. Wir könnten es noch lange nicht. – Wir sehen daraus, dass die Nachahmungskraft ein Begabungsstrom ist, in den das Kind eingebettet war und durch den es aussergewöhnlich viel aus seiner Umgebung aufnehmen und lernen konnte.

Solange diese Nachahmungskräfte wirksam waren,

konnte das Kind noch gar nicht das Erlebnis des Alleinseins haben. Es war eins mit der Welt. Jetzt wird das anders. Die Kinder erleben in dieser Lebenswende zum erstenmal, dass sie ganz allein sind auf der Welt. Ihre bisherige, so selbstverständliche Art, mit allem zusammenzuleben, ist mit dem Verlust der Nachahmungsfähigkeit auf rätselhafte Art verschwunden. Das Kind, so können wir plötzlich beobachten, „fremdelt". Wir haben das auf eine ähnliche Weise schon früher, als das Kind etwa zweieinhalbjährig war, beobachten können: Es kam jemand zur Tür herein – rasch drehte es sich um oder zog die Decke über den Kopf. Das war die Zeit, als es zum erstenmal das Wörtlein "ich" sagen konnte, nun aber – sieben Jahre später – wird dieser Vorgang in einer sehr viel tieferen Weise wiederholt. Jetzt scheint es sich vor Vater und Mutter zu verschliessen, auch vor dem Lehrer und vor seinen Geschwistern und Mitschülern. Allerdings muss man sehr fein beobachten. Das Kind zieht sich zwar zurück, aber eigentlich möchte es das Gegenteil erleben. Es hat die unausgesprochene Frage in sich: „Hast du mich noch gern?" Oft kommen die Kinder mit irgend einem Vorwand zu uns. Sie wollen aber eigentlich nur unsere Liebe durch ein warmherziges, gutes Wort wieder erleben.[10]

Früher konnten wir dieses Verhalten an unseren Kindern nicht wahrnehmen. Es hängt mit dieser Trennung zusammen – mit der verlorengegangenen Nachahmungsfähigkeit – und mit dem Unvermögen, sich sogleich auf neue Art wieder mit seiner Umgebung zu verbinden. Was in dieser Zeit des Übergangs in der jungen Menschenseele vor sich geht, spricht aus den Zeilen eines neunjährigen Mädchens. Es schrieb zehn Fragen untereinander und fügte noch eine weitere hinzu:

„1. Warum muss ich leben?
2. Warum habe ich einen Ausflug?
3. Warum soll ich zur Schule?

4. Warum soll ich zu dir lieb sein?
5. Warum brauche ich ein Bett?
6. Warum soll ich Füsse haben?
7. Warum kann ich böse sein?
8. Warum soll ich schreiben?
9. Warum soll ich schön sein?
10. Warum kann ich ich sein?"

Und schliesslich steht neben einem kleinen Selbstporträt noch gekritzelt: „Warum fängt es immer mit warum an?"

Auf diesem Wege geht im Grunde jedes Kind durch die Krise des Alleinseins. Wir bemerken es besonders deutlich an seinen Augen. Es sind nicht mehr die fröhlichen, bewegten Sternenäuglein, sondern es bildet sich ein Blick, der viel ruhiger ist und in den eine leise Melancholie hineinverwoben ist. Auch können jetzt Angstträume auftreten; an körperlichen Beschwerden wird häufig über Kopfweh und Bauchweh geklagt. Sie sehen also, das Kind geht durch eine richtige Krise hindurch. – Aber in dieser Krise kommt das Kind zu diesem Erleben, dass es in sich ein Ich trägt. Niemand kann dieses Wort von aussen zu ihm sagen. Es muss ganz in dem Inneren entstehen.

Wie können wir da dem Kind helfen, dass es zu dieser Ich-Findung in der richtigen Weise kommen kann? Die grösste Hilfe ist auch hier wieder der Lehrplan von Rudolf Steiner. Wenn wir die Kinder danach unterrichten, so helfen wir ihnen, genau dasjenige in ihrem Seelisch-Geistigen zu verarbeiten, das heisst zu wecken und in einem Lern- und Lebensvorgang zu bewältigen, was der altersgemässen Entwicklung entspricht. An einem konkreten Beispiel können wir das am besten sehen:

Sie wissen ja, dass wir zu Beginn des dritten Schuljahres die Schöpfungsgeschichte aus dem Alten Testament durchgenommen haben. Wir gingen zuerst von der Frage aus, was es alles in der Welt nicht gäbe, wenn wir alles wegdenken würden, was der Mensch erschaffen hat. Das waren die

Antworten: Häuser, Strassen, Autos, Mopeds, die Schule, die Bibel, die Bilder, das Rechnen, das Schreiben und anderes mehr. Sehr vieles verschwand auch in unserem Klassenzimmer vor unseren Augen. Aber was würde bleiben? Was gibt es in unserer Klasse, was nicht vom Menschen gemacht ist? Es blieben die Kinder, der Lehrer, die Luft, das Licht, die Blumen, die Liebe und das Wasser im Hahnen. Nun gingen wir der Frage nach, was wegfiele, wenn wir wegdenken, was Gottvater geschaffen hat. Dann hätten wir keine Bäume mehr, keine Luft, kein Licht, keine Sonne, keine Sterne, keinen Mond; die ganze Erde hätten wir nicht mehr. Nachdem wir das ganz stark erlebt hatten, schlossen die Kinder die Augen und versuchten zu lauschen, wo alle Dinge waren, bevor Gottvater sie erschaffen hatte. Es war ganz ruhig in der Klasse. Nach einer Weile meldeten sich einige und flüstertem dem Lehrer die Antwort ins Ohr. „Bei Gott", sagten einige, andere: „in Gottes Herz" oder: „im Himmel", und nur ein Kind sagte „nirgendwo".

Am nächsten Tag begannen wir mit der Schöpfungsgeschichte. „Am Anfang schuf Gott Himmel und Erde. Und die Erde war wüst und leer, und es war finster auf der Tiefe, und der Geist Gottes schwebte auf dem Wasser. Und Gott sprach: Es werde Licht!"

Und nun wurde es auch Licht in den Augen der Kinder. Sie konnten erleben, dass sich im Innern Lichtes bilden kann und es dann auch in der Welt ganz hell ist.

Diese Gottesworte „Es werde Licht" versuchten wir im Malen mit Wasserfarben zu gestalten. Noch bevor die Kinder ihren Pinsel in die mit gelber Farbe gefüllten Schälchen eintauchten, entspann sich ein kleines Gespräch. Wir fragten zunächst: „Woran können wir erleben, dass das Licht von Gott kommt? Wo ist das Licht im Menschen?" Die Kinder sagten: „In den Farbschälchen ist nur die gelbe Farbe darinnen. Wir können das Gelb leuchtend oder nicht leuchtend malen. Wir können es so malen, dass es dick und ganz gleichmässig gelb ist oder auch so, dass es an manchen Stellen fein ist und doch ganz stark strahlt. Wenn wir so das Licht malen können, wenn es wirklich Licht auf unserem Bilde wird, dann klingt die Gotteskraft auch durch uns. Das Malen ist darum etwas ganz Heiliges. Durch die Farben lauschen wir auf die Gotteskraft in unserem Herzen." So etwa empfanden und sagten es die Kinder.

In jener Malstunde aber malten die Kinder zum ersten Mal in ihrer Schulzeit das Gelb so, dass die Farbe richtig strahlen konnte. Und zum Schönsten dieser Schulstunde gehörte, dass auch jenes Kind ein prächtiges Bild zustande brachte, welches auf die Frage, wo alle Dinge waren, bevor Gottvater sie erschaffen hatte, mit „nirgendwo" geantwortet hatte.

Dann kamen wir zu der Erschaffung des Menschen. Die Kinder hörten, dass Gottvater zuerst die ganze äussere Welt erschaffen hatte. Erst dann, als die äussere Welt da war, erschuf er den Menschen. Die Engel, so hörten die Kinder, brachten Gottvater alles, was sie in der äusseren Natur finden konnten. Er formte es um und bildete so den Menschen. Sie brachten ihm die festen Steine. Was schuf Gottvater daraus? Fragen und Antworten wechselten einander ab. Was schuf er aus den Steinen? Die Knochen. Was aus der Erde? Das Fleisch. Was aus der Welle? Das Blut, die Tränen und die Spucke. Was aus dem Wind? Den Atem. Was aus der Sonne? Das Herz.

Vieles trugen wir zusammen. „Aber noch etwas fehlt, etwas, was der Mensch als grösste Kostbarkeit in sich trägt und was Gottvater nicht aus der äusseren Natur entnehmen und umformen konnte."

Gottvater krönte seine Schöpfung damit, dass er dem Menschen etwas von sich selbst gab: einen Hauch seines göttlichen Odems.

„Adam, nim an den lebendigen Atem,
den du empfangest mit dem datem."[11]

Als der warme Atemstrom Gottes die Brust Adams durchseelt, fällt die erdfarbene Hülle von ihm ab. In tiefen Atemzügen beginnt Adam das ungeheure Geschehen zu erfassen.

Was ist dieses grosse Erlebnis des Adam, das nun auch die Kinderseelen durchzieht? Sie ahnen, dass die vor ihnen ausgebreitete Welt ein grosses Geheimnis birgt. Sie erlauschen im Winde Gottes Atem, hören im Donner Gottes Stimme, fühlen im weiten tiefen Himmelsblau Gottes grosse Seele. Sie bekommen ein feines Gefühl dafür, dass auch ihr Leben göttlichen Ursprungs ist. Ein Jubel durchklingt die Kinderseele, wenn sie gewahr wird, dass ja die ganze Natur die Schöpfung Gottes ist, wo die Vöglein zwitschern, der Regen plätschert und die Lämmlein hüpfen. Die Kinder erleben auch ihren Körper ganz neu, von Gott geformt, ihnen geschenkt. Ja, was für ein Geschenk sind jetzt auf einmal die Füsse, die sie in die Welt tragen, die Hände, mit denen sie so vieles tun können! Und in seinem Innern empfindet das Kind etwas ganz Besonderes, etwas, was es mit Gott verbindet. Tiefe Dankbarkeit erfüllt das kindliche Gemüt.

Hören wir, wie ein Kind diese Erlebnisse in einem Psalm zum Ausdruck bringt (und dabei mit unbewusst sprachschöpferischem Sinn das Wasser „spritzeln" lässt):

„Danke, Herr,
dass ich kann atmen, dass ich kann leben.
Dass ich sehen kann, wie die Lämmlein hüpfen,
wie die Vöglein zwitschern, wie der Regen
plätschert,
wie das Wasser spritzelt...
Danke, dass ich sprechen kann,
wenn du eine Frage stellst...
dass du mir Ohren gegeben hast, dass ich hören kann,

wenn du mit mir sprechen willst...
dass ich gehen kann, wenn ich fort will
oder wenn wir Fangen spielen.
Danke, dass du mir Arme gegeben hast und ich dich
empfangen kann oder wenn ich etwas holen soll...
Wir danken dir für die goldenen Ähren,
die uns ernähren.
Welches Licht ist das ewige Licht?
Aus was ist der Herr Gott im Himmel?
Ich glaube aus dem ewigen Licht;
der Herr gibt jedem Menschen
ein kleines Fünklein des ewigen Lichtes...
für all das danke ich dir."

Erinnern Sie noch, liebe Eltern, die Fragen des neunjährigen Mädchens? Welche Seelennot klang darin, und welch wunderbar warmer Jubel dringt nun aus dem Menschenherzen, nachdem die Durchseelung an diesem Wendepunkt vollzogen ist.[57]

Man könnte versucht sein, jetzt unseren Elternabend zu schliessen. Haben wir doch gesehen, was für eine ausserordentliche Entwicklung in dem Kinde vor sich geht, welche „bedeutsame Umgestaltung seines Seelenlebens, welche bedeutsame Umgestaltung seines leiblich-physischen Erlebens" sich da vollzogen hat.[13]

Aber das Paradeisspiel ist mit diesen Urbildern der Menschwerdung noch nicht zu Ende. Eine ausserordentlich wichtige Aufgabe verbirgt sich in dem weiteren Spielverlauf. Der Teufel, solange Adam noch in seiner naturfarbenen Hülle steckt, schleicht mit unwirschem Gesicht heran. Ihm kommt es ungelegen, dass Adam nicht ein Naturwesen bleibt, sondern in die Freiheit schöpferischer Geister aufsteigen darf. Trotzdem trägt der Böse die Hülle triumphierend davon, so als wolle er sagen: „Jetzt verfolge ich eben eine andere Bahn, die Menschwerdung zu untergraben. Es wird mir schon gelingen!"

Das ist dann, wie Sie wissen, durch den Sündenfall dargestellt. Nun ist der Sündenfall mit seinen schnell wechselnden Seelenstimmungen von Richtigem zu Falschem und dem Bruch des Gebotes eigentlich etwas, was die Kinder erst um das zwölfte Jahr herum so richtig durchleben, wenn sie in die Vorpubertät eintreten. Mit der „Einkoppelung"[12] des Ichs im neunten Jahr wird aber dieses Geschehen eingeleitet, dass das Ich von nun an auch die Möglichkeit hat, sich von dem ganz zu trennen, aus dem es geworden ist.

Richten wir aber unsere Aufmerksamkeit noch einen Augenblick auf die Gestalt Gottvaters. Was verkörpert diese Gestalt? Wie können wir sie in unseren kleinen menschlichen Dimensionen begreifen, und was sagt sie uns vor allem als Erzieher? Ich glaube, dass Sie mit mir übereinstimmen, liebe Eltern, wenn wir einen Teil dieser Schöpfergestalt so sehen, dass sie ganz und gar das autoritative Prinzip verkörpert. Gottvater erschafft den Menschen und sorgt für ihn. Er bestraft den Bruch seines Gebotes, und er entlässt das Menschenpaar in die Freiheit. Er anerkennt die durch die Sünde gewonnene individuelle Erfahrung und vertraut im Vorblick künftigen Geschehens auf das Schöpferische im Menschen. Das kommt durch die Schlussworte zum Ausdruck:

„Siach hier, wie is Adam worden so reich:
Einem Gode is er worden gleich.
Er wass das bes und a das guat,
Da er sei händ aufhebn tuat
Und lebet danach ewiglich."

Liebe Eltern, diese Seite der Schöpfergestalt drückt aus, was Sie für Ihr Kind bedeuten. Auch Sie haben das Kind in das Dasein hereingeführt und ihm zu seiner Pflege alles gegeben, was es brauchte. Sie führen das Kind in das Leben ein, und das ist gerade im Laufe des zweiten Jahrsiebts auch mit Auseinandersetzungen verbunden. Dann, mit dem Eintritt ins dritte Jahrsiebt, also etwa mit 14 Jahren, entlassen Sie es in die Freiheit, mit dem Wissen, dass Erfahrung nur durch einen „Sündenfall“ möglich ist, dass aber in Ihrem Kinde die Kraft zur richtigen Entwicklung der Freiheit auch eingepflanzt worden ist, und zwar durch die Bemühungen in der Erziehung während der Autoritätszeit.

Das autoritative Prinzip hat Rudolf Steiner als Richtlinie über das zweite Jahrsiebt gesetzt: Nach dem neunten Lebensjahr «kann nicht mehr bloss das Nachahmungsprinzip wirken, sondern es muss jetzt ein anderes Prinzip eintreten. Das ist das Prinzip der Autorität. Wenn ich neben dem Kinde, das ich zu erziehen oder zu unterrichten habe zwischen seinem siebenten und vierzehnten oder fünfzehnten Jahr, nicht als Autorität lebe, so ist das für das Geistig-Seelische dieses Kindes dasselbe, was es für das Physische wäre, wenn ich dem Kinde zwei Finger oder den Arm abschneiden würde.»[14]

Nehmen wir dafür ein ganz konkretes Beispiel. Ihr Sohn hat Ihnen etwas Geld gestohlen und sich dafür Zigaretten gekauft. Das haben Sie selbstverständlich «gerochen». Mit Recht sind Sie entsetzt. Aber was ist zu tun? Zuerst müssen wir uns eine Beziehung zu unserem Kinde verschaffen, was Groll und Unmut nicht können, auch wenn es verständlich ist, dass sie aufflackern. Fragen wir uns doch: Hatten nicht vielleicht Schwierigkeiten, die sich in der unmittelbaren menschlichen Umgebung des Kindes abspielten, mit der vorliegenden Tat einen inneren Zusammenhang? Das mag so sein oder auch nicht. Gut ist es aber, wenn wir uns gerade in einer solchen Situation die eigenen Fehler und Schwächen vor die Augen stellen. Das ist schmerzhaft. Bei manchen Eltern geht das soweit, dass sie dann mit dem Kinde gar nichts mehr unternehmen. Von diesem Erlebnis darf man sich jedoch nicht lähmen lassen. Ist die Auseinandersetzung mit meinen eigenen Fehlern aber nur schmerzhaft? Komme ich dadurch, dass ich versuche, mich auch trotz meiner Fehler zu erkennen, meinem wahren Wesen nicht ein Stück näher? In Wirklichkeit erlöst das Erkennen der eigenen Schwächen die Seele von der Verzauberung durch die vergangenen Fehler. Sie wird jetzt erst frei zu kräftigerem Tun.

Und nun gibt es ein Gespräch von Vater, Mutter und Sohn. (Unser Urbild autoritativer Erziehung – Gottvater – ist ja auf Erden Vater *und* Mutter.) Wenn Vater und Mutter in innerer Übereinstimmung mit dem Kinde sprechen, wirken sie erst als wahre Autorität. Leben die Eltern getrennt und ist ein gemeinsames Gespräch nicht möglich, kann vielleicht ein Pate oder einer der Lehrer hinzugezogen werden. Es ist gut, wenn es zwei Erwachsene sind.

Wir lassen das Kind sein Vergehen schildern – wie wir das für unsere eigenen Unzulänglichkeiten vor uns selbst getan haben. Wir sagen dann dem Kinde, wie traurig wir sind.

Und nun kommen Sie im Verlauf des Gesprächs an ein Tor, das das Kind nur an der Hand der Erwachsenen durchschreiten kann. Allein kann es das Kind nicht. Denn das Tor öffnet jenen Seelenbezirk, in welchem der Erwachsene – dadurch, dass er sich selber gegenüber wahrhaftig ist – die Kraft findet, Dunkles in Helles zu verwandeln.

Die Eltern sind ganz ihrem Sohne zugewandt. Beide, Vater und Mutter, sind mit dem Kinde verbunden, voll innerer Anteilnahme sprechen sie zu ihm. Sie sagen ihm, wie sehr sie hoffen, dass es in seinem Herzen wieder hell werde. Die Kraft zu dieser Hoffnung haben sich die Erwachsenen vorher gebildet. So sprechen die Eltern ihre Hoffnung auch für das Kind aus, und das Kind kann dabei erleben, wie sehr seine Eltern um es besorgt sind.

Ein solches Gespräch könnte man mit einer Waage vergleichen, deren Schalen sich nach und nach im Gleichgewichtszustand einpendeln.

Freilich wäre mit dem Kinde auch zu besprechen, wie der Verlust des Geldes wieder in Ordnung kommt. Das Kind kann selber Phantasie entwickeln und etwas vorschlagen, was es tun möchte. Das sind Einzelheiten, die man auf verschiedene Weise regeln kann.

Viel wichtiger aber ist, dass durch die autoritative Führung von Vater und Mutter das Kind lernt, wie ein seelisches Problem gelöst werden kann. Das würde durch eine plötzliche, heftige Strafe nicht der Fall sein, denn das würde später zu dem führen, was als „Verdrängung" bezeichnet wird. Und gerade das kommt leider häufig dabei heraus, wenn der Erziehungspartner fehlt, wenn Vater und Mutter nicht zusammen die Erziehung führen.

Gehen die Eltern öfters, zwischen sich das Kind, durch das Tor in den inneren, heiligen Seelenbezirk, wo wir durch die Kraft der Wahrheit mit uns selber Frieden schliessen, dann wird das Kind gerade dadurch auf die grossen Lebensprobleme vorbereitet.

Man spricht heute viel von der Bewältigung seelischer Probleme. Das ist ja etwas, was immer wichtiger wird und immer weniger Menschen noch leisten können. Wenn aber Vater und Mutter in dieser Weise ihr Kind führen, dann kann daraus eine Seelenkraft aufspriessen, und der Heranwachsende wird später einmal, wenn er in starken seelischen Spannungen stehen muss, mit dieser Kraft – so wollen wir von Herzen hoffen – seine Schwierigkeiten eher lösen können.

Es haben mir auch Eltern anvertraut, dass für sie selbst solche Gespräche mit ihrem Kind zu etwas geworden sind, was sie auf keinen Fall missen möchten. Die Stimmung, die sich bei solchen Gesprächen bilden kann, erinnert uns an das Wort aus dem Evangelium: „Denn wo zwei oder drei versammelt sind in meinem Namen, da bin ich mitten unter ihnen."[15]

Auf diese Weise können die Eltern für das Kind die

stützende, die geliebte Autorität werden. Ich weiss, es gehört dazu eine zusätzliche, innere Bereitschaft, vielleicht sogar auch eine Überwindung. Das ist aber nur gut.

Mit dem neunten, zehnten Jahr kann und darf das Kind nicht mehr durch die Nachahmung erzogen werden. Jetzt ist es nötig, dass sich im Kinde eine innere Stimme bildet und dass wir diese stärken. Das kann das Kind nicht für sich allein tun, dazu braucht es die Führung durch die Autorität.

Liebe Eltern, wir haben heute abend gesehen, wie das Kind jetzt durch einen ganz besonderen Prozess geht. Soll es sich später einmal im Leben zurechtfinden können, sich in seiner Lebensaufgabe selber finden, so muss eine grundlegende Voraussetzung dafür gerade jetzt geschaffen werden. Christian Morgenstern hat ein Gedicht geschrieben, in dem das zum Ausdruck kommt, was im Erwachsenenleben aus dem werden kann, was jeder Mensch im Übergang zwischen dem neunten und zehnten Jahr als Keim in sich aufnehmen darf. Ich möchte es Ihnen zum Schluss vorlesen.

Geschöpf nicht mehr, Gebieter der Gedanken,
des Willens Herr, nicht mehr in Willens Frone,
der flutenden Empfindung Mass und Meister,

zu tief, um an Verneinung zu erkranken,
zu frei, als dass Verstocktheit in ihm wohne:
So bindet sich ein Mensch ans Reich der Geister:

So findet er den Pfad zum Thron der Throne.[16]

Das neunte Jahr in der Biographie

Aus den Biographien grosser Persönlichkeiten kann man viel über das neunte Jahr lernen. Wir sehen, dass in diesem Zeitpunkt das Lebensmotiv aufklingt. Rudolf Steiner soll zu Walter Johannes Stein gesagt haben, dass in diesem Alter jeder eine Begegnung mit einem anderen Menschen hat, dessen Bild unauslöschlich in seine Seele eingeschrieben wird.[17]

Bei Heinrich Schliemann (1822–1890) zum Beispiel, dem Entdecker von Troja, ist das der Fall. Als er neun Jahre alt ist, fasst er mit der etwa gleichaltrigen Minna vom benachbarten Gutshof einen ausserordentlichen Entschluss. Sie wollen heiraten, um dann zusammen Troja und die Königsgräber von Mykene auszugraben. Nachdem die Kinder dieses Lebensmotiv Heinrich Schliemanns beschworen haben, werden sie durch einschneidende äussere Umstände getrennt. Nur der mit Minna gefasste Entschluss geht sieghaft aus dem grossen Verlust des neunjährigen Heinrich hervor – einem Verlust, den der Forscher sein ganzes Leben lang nicht vergisst.

„Gott sei es gedankt, dass mich der feste Glaube an das Vorhandensein jenes Troja in allen Wechselfällen meiner ereignisreichen Laufbahn nie verlassen hat! Aber erst im Herbst meines Lebens, und dann auch ohne Minna – und weit, weit von ihr entfernt – sollte ich unsere Kinderträume von vor fünfzig Jahren ausführen dürfen."[18]

*

Der Dichter und Arzt Hans Carossa (1878–1956) erinnert sich an Erlebnisse zwischen seinem neunten und zehnten Altersjahr: „So fand sich die fiebergelockerte Seele zwischen All und Nichts wunderbar hin und her gespült ... Und auf einmal sehnt sich der Knabe nach einer Gestalt, vielleicht nach einem Gefährten, vielleicht nach einem Führer oder Verführer; weder Weib noch Mann schwebt ihm dabei vor, doch muss es ein Wesen sein, das ihm ein unvergleichlich mächtigeres Leben auftut als das bisher gelebte, und er ist bereit, grosse Leiden dafür auf sich zu nehmen."[19]

Verschwommen, aber doch erkennbar, werden von dem Kinde die Züge des Heilers erahnt. Rudolf Steiner spricht über das Geheimnis der heilenden Kraft: „Wir können die Krankheit spüren in unserer Ohnmacht, und wir können den Heiland, die heilende Kraft spüren, wenn wir die Ohnmacht spüren, dem Tode verwandt geworden sind in unserer Seele. Indem wir den Heiland spüren, fühlen wir, dass wir etwas in unserer Seele tragen, das aus dem Tode jederzeit auferstehen kann im eigenen inneren Erleben."[20] Davon hatte der durch das Wort heilende Dichterarzt schon in seiner Kindheit einen Schimmer erlebt.

Der kranke Knabe erhält Besuch von seiner etwas älteren Spielkameradin. Sie hatte das Neun-Jahres-Erlebnis gerade hinter sich.

„Endlich kam Eva, brachte Schneeglöckchen und drängte zum Aufstehen. Sie war bleich, gross, weibhaft geworden, und es dauerte eine Weile, bis ich wieder zu ihr sein konnte wie früher. Oft seufzte sie; dann drehte sie sich wieder summend mit wundersamen Tanzbewegungen im Zimmer umher; die Wände schienen zu klingen und, wenn sie geendet hatte, noch einige Sekunden lang nachzubeben. – Als ich mit Latein und städtischer Zukunft gelinde zu prahlen anhub, hörte sie ruhig zu, verriet mir aber dann, auch sie sei zum längsten in Kading gewesen, ein Bruder ihrer verstorbenen Mutter habe sie besucht, er wolle sie bald nach München holen und zu einer Reitkünstlerin ausbilden lassen. Sie würde einen Schimmel als Reitpferd bekommen und ein blaugrünes Seidenkleid mit unzähligen eingenähten Spiegelchen. Das alles möge sie aber gar nicht, sie wolle eine Tänzerin werden. ‚Ich setze es schon durch', sagte sie.

‚Früher wolltest du doch immer reiten', warf ich ein.

‚Als Kind hatte ich manchmal die Sehnsucht, ein weisses Pferd zu sein. Später wünschte ich mir, auf einem zu reiten. Jetzt aber will ich tanzen!'...

Damit begann sie wieder leicht und sicher das Zimmer zu umschweben. Ich sah mit Entzücken zu; der letzte Rest meines inneren Ungenügens war dahin; zum erstenmal spürte ich erneuerte Gesundheit in allen Gliedern ..."[19]

*

Der Maler Oskar Kokoschka (1886–1980) erlebt den Lebensübergang in den dunklen Konturen des Todes, die sein Vorstellungsleben beherrschen und seinen Willen lähmen. Die Märchenerzählerin, die in der Nachbarschaft lebte, ist gestorben. Kokoschka schreibt hierüber: „Ich habe nicht recht verstehen können, was es heisst, gestorben zu sein. Mir ist nur aufgefallen, dass sie verschwunden blieb ... Ich kann nie verschwinden, dachte ich. Natürlich ist sie nicht da, doch irgendwo wird sie sein ..." Am Morgen des übernächsten Tages sieht der Knabe den Totenwagen auf der Strasse, auf dem eine weisse Kiste liegt. „Lange habe ich damals dem seltsamen Wagen nachgeschaut. Dieses Fortfahren hat die frühere Geschichte wachgerufen, als ich das erstemal einen solchen Wagen sah. Dumpf begann ich zu ahnen, dass die Aussenwelt doch auch Grenzen hat. Es war ein Erlebnis des Unwiederbringlichen, und dies empfand ich wie ein Wandeln vom Licht des Tages zum Schicksalsmässigen, Furchteinflössenden der Nacht."[21]

Das Bild des Totenwagens, wie es der Knabe empfunden, möchte man sich wie die frühen Werke Kokoschkas vorstellen, in denen die Farbe wenig Bedeutung hat und das Helle, vom Dunkel umgrenzt, ein melancholisches Licht verheimlicht.

Hier hat der Lebensübergang die Form eines tiefen Bildeindrucks, charakteristisch für das Schicksal eines Malers. Aber auch der Inhalt dieses Bildes – der Tod – ist im Leben von Kokoschka ein Motiv geblieben, das er vorrangig immer wieder gestaltet hat.

*

Bei dem Dirigenten Bruno Walter (1876–1962) ist es eine Gehörs-Empfindung, die für ihn wichtig ist. Der visuelle Sinneseindruck muss sogar verschwinden, sich auflösen, verklingen. Er „lauscht" auf das Erlebnis des Lebensüberganges.

„Auch bei dem heranwachsenden Knaben zeigte sich öfter ein seltsamer Zustand des ‚Träumens', eine meist gegenstandslose Versenktheit oder Entrücktheit, in der alle Räder, die der Sturzbach des äusseren oder inneren Erlebens sonst so heftig zu drehen pflegte, wie ausgeschaltet anhielten und stillstanden. – Noch erinnere ich mich, wie sich mir eine solche Stille zum erstenmal als schwermütige Ergriffenheit offenbarte, fühle noch, was ich damals empfand, und sehe auch den Ort vor mir, an dem ich als etwa Zehn- oder Elfjähriger dies innere Erschauern erlebte. Wie es kam, dass ich allein auf dem Schulhof stand, ist mir nicht mehr erinnerlich – vielleicht hatte ich eine Stunde des Strafnachsitzens hinter mir –, ich betrat den grossen Hof, den ich nur erfüllt vom Lärm spielender und tobender Knaben gekannt und der mir daher doppelt leer und verlassen erschien. Dort sehe ich mich stehen, überwältigt von der tiefen Stille, und, indem ich ihr lausche und dem leichten Wind, fühle ich, wie mir aus der Einsamkeit ein Unbekanntes, Mächtiges ans Herz greift. Es war meine erste Ahnung, dass ich ein Ich war, mein erstes Aufdämmern, dass ich eine Seele hatte und dass sie – von irgendwo her – angerufen wurde."[22]

*

Der Dichter Dante Alighieri (1265–1321) ist noch ein Knabe im Alter von neun Jahren, als er in einer Gasse von Florenz ein Mädchen trifft – etwa gleichaltrig –, das mit grosser Wahrscheinlichkeit in unmittelbarer Nachbarschaft aufgewachsen ist. Dieses Mädchen ist Beatrice. Ihr Name bedeutet „die Beseligende". Der Eindruck dieser nur flüchtigen Begegnung im Vorbeigehen ist von der allertiefsten Wirkung auf den Knaben. Wie in einem Zustand, der weiter als das Tagesbewusstsein reicht, vernimmt er in seinem Innern Stimmen, die zu ihm sprechen.

Das Erlebnis formt der Dichter in seiner „Vita Nova" mit den folgenden Worten:[23]

„Schon zum neuntenmal war seit meiner Geburt der Himmel des Lichtes beinahe zu demselben Punkte wiedergekehrt, und zwar in seinem eigenen Kreislauf, als mir zum erstenmal die verklärte Herrin meines Geistes erschien, die von vielen, die nicht wussten, wie sie sie nennen sollten, Beatrice genannt wurde. Sie war damals schon so lange in diesem Leben gewesen, dass während ihrer Zeit der Sternenhimmel sich um den zwölften Teil eines Grades gen Osten bewegt hatte, so dass sie ungefähr im Beginn ihres neunten Lebensjahres mir erschien und ich sie ungefähr zu Ende meines neunten Jahres sah. Sie erschien mir, in ein Gewand von der edelsten Farbe gekleidet, blutrot, bescheiden und ehrbar, gegürtet und geschmückt nach der Weise, die ihrem allerjugendlichsten Alter geziemte. In diesem Augenblick, das kann ich wahrhaftig sagen, begann der

Geist des Lebens, der in der geheimsten Kammer des Herzens wohnet, so heftig zu zittern, dass er mir in den leisesten Pulsen furchtbar erschien; und zitternd sagte er die folgenden Worte: ‚Siehe, ein Gott, der stärker als ich ist und der daherkommt und mich beherrschen wird.'

In diesem Augenblick begann der animalische Geist, der in jener hohen Kammer wohnet, zu welcher alle Geister der Empfindung ihre Wahrnehmungen hinauftragen, sich sehr zu wundern, und indem er insbesondere zu den Geistern des Gesichtes sprach, sagte er diese Worte: ‚Nun ist eure Seligkeit erschienen.' In diesem Augenblick begann der natürliche Geist, der in jenem Teile wohnet, in welchem sich unsere Ernährung vollzieht, zu weinen, und weinend sprach er die Worte: ‚Wehe mir Armen! denn nun werd' ich häufig behindert sein.'"

Obwohl sie Nachbarskinder sind, trifft Dante erst neun Jahre später wieder mit Beatrice zusammen. Er beschreibt es mit 27 Jahren so in seiner Dichtung: „Gekleidet in ganz weisse Farbe, zwischen zwei edlen Frauen, kehrte sie die Augen dahin, wo ich stund mit grossem Zagen; und in ihren unaussprechlichen Hulden, welche anjetzt in der höheren Welt ihren Lohn gefunden, grüssete sie mich also tugendlich, dass mich bedünkte, ich sähe allda alle Grenzen der Glückseligkeit ..."

An eine Verbindung der beiden war nicht zu denken, denn Dante wurde schon als Kind mit Gemma Donati verlobt, und Beatrice, zwanzig Jahre alt, heiratete den reichen Simone dei Bardi. Sie starb vier Jahre danach.

Aber noch mehr als zu Lebzeiten fühlte sich Dante nach ihrem Tode von Beatrice inspiriert. Er beschloss von ihr auszusagen, „was noch nie einer über eine Sterbliche gesagt hat". In seinem Hauptwerk, der „Göttlichen Komödie", ist es die Gestalt der Beatrice, die im Paradiese den Dichter in die höchsten ihr zugänglichen Bereiche der inneren Schau führt.

Mit Statuen von Dante und Beatrice haben die Florentiner auf dem Ponte Vecchio dem Dichter und seiner Inspiratorin gehuldigt. Alighieri und die Beseligende grüssen einander über die Fahrbahn der *Brücke* hinweg.

Was von der allergrössten Bedeutung im Dichterleben gewesen, begann mit einem Neun-Jahres-Erlebnis: INCIPIT VITA NOVA, hier hebt das neue Leben an, lautet die Überschrift, die Dante der Schilderung dieses Ereignisses vorangesetzt hat.

*

Bei Rudolf Steiner (1861–1925) finden sich in seinen Lebenserinnerungen die folgenden Worte: „Gegen Wiener-Neustadt und weiter gegen die Steiermark zu fallen die Berge in die Ebene ab. Durch diese schlängelt sich der Laytha-Fluss hindurch. Am Bergabhange lag ein Redemptoristen-Kloster. Den Mönchen begegnete ich oft auf meinen Spaziergängen. Ich weiss noch, wie gerne ich von ihnen wäre angesprochen worden. Sie taten es nie. Und so trug ich von der Begegnung nur immer einen unbestimmten, aber feierlichen Eindruck davon, der mir immer lange nachging. Es war in meinem neunten Lebensjahre, da setzte sich in mir die Idee fest: im Zusammenhange mit den Aufgaben dieser Mönche müssen wichtige Dinge sein, die ich kennen lernen müsse. Auch da war es wieder so, dass ich voller Fragen war, die ich unbeantwortet mit mir herumtragen musste. Ja, diese Fragen über alles mögliche machten mich als Knaben recht einsam."

Nach diesem Erlebnis der Einsamkeit beschreibt Rudolf Steiner, woran er das Glück zuerst kennengelernt hat. „Bald nach meinem Eintreten in die Neudörfler Schule entdeckte ich in seinem (des Hilfslehrers) Zimmer ein Geometriebuch. Ich stand so gut mit diesem Lehrer, dass ich das Buch ohne weiteres eine Weile zu meiner Benutzung haben konnte. Mit Enthusiasmus machte ich mich darüber her.

Wochenlang war meine Seele ganz erfüllt von der Kongruenz, der Ähnlichkeit von Dreiecken, Vierecken, Vielecken; ich zergrübelte mein Denken mit der Frage, wo sich eigentlich die Parallelen schneiden; der pythagoreische Lehrsatz bezauberte mich.

Dass man seelisch in der Ausbildung rein innerlich angeschauter Formen leben könne, ohne Eindrücke der äusseren Sinne, das gereichte mir zur höchsten Befriedigung. Ich fand darin Trost für die Stimmung, die sich mir durch die unbeantworteten Fragen ergeben hatte. Rein im Geiste etwas erfassen zu können, das brachte mir ein inneres Glück. Ich weiss, dass ich an der Geometrie das Glück zuerst kennen gelernt habe.

In meinem Verhältnisse zur Geometrie muss ich das erste Aufkeimen einer Anschauung sehen, die sich allmählich bei mir entwickelt hat. Sie lebte schon mehr oder weniger unbewusst in mir während der Kindheit und nahm um das zwanzigste Lebensjahr herum eine bestimmte, vollbewusste Gestalt an.

Ich sagte mir: die Gegensätze und Vorgänge, welche die Sinne wahrnehmen, sind im Raume. Aber ebenso wie dieser Raum ausser dem Menschen ist, so befindet sich im Innern eine Art Seelenraum, der der Schauplatz geistiger Wesenheiten und Vorgänge ist. In den Gedanken konnte ich nicht etwas sehen wie Bilder, die sich der Mensch von den Dingen macht, sondern Offenbarungen einer geistigen Welt auf diesem Seelen-Schauplatz. Als ein Wissen, das scheinbar von dem Menschen selbst erzeugt wird, das aber trotzdem eine von ihm ganz unabhängige Bedeutung hat, erschien mir die Geometrie. Ich sagte mir als Kind natürlich nicht deutlich, aber ich fühlte, so wie Geometrie muss man das Wissen von der geistigen Welt in sich tragen.

Denn die Wirklichkeit der geistigen Welt war mir so gewiss wie die der sinnlichen. Ich hatte aber eine Art Rechtfertigung dieser Annahme nötig. Ich wollte mir sagen können, das Erlebnis von der geistigen Welt ist ebenso wenig eine Täuschung wie das von der Sinnenwelt. Bei der Geometrie sagte ich mir, hier *darf* man etwas wissen, was nur die Seele selbst durch ihre eigene Kraft erlebt; in diesem Gefühle fand ich die Rechtfertigung, von der geistigen Welt, die ich erlebte, ebenso zu sprechen wie von der sinnlichen. Und ich sprach so davon. Ich hatte zwei Vorstellungen, die zwar unbestimmt waren, die aber schon vor meinem achten Lebensjahr in meinem Seelenleben eine grosse Rolle spielten. Ich unterschied Dinge und Wesenheiten, ‚die man sieht' und solche, ‚die man nicht sieht.'"[24]

Die Geometrie wurde für das neunjährige Kind zu einer Brücke, auf der zwei verschiedene Welten zusammengeführt werden konnten. Hier leuchtete das Lebensmotiv Rudolf Steiners auf. In seinem späteren Leben vollzog Rudolf Steiner diesen Brückenschlag zwischen der sinnlichen und der geistigen Welt, stehend auf dem Boden der Naturerkenntnis seiner Zeit, was vor ihm niemand vermocht hatte. In seinem Werk wird dieses Motiv überall sichtbar.

*

„Meine frühe Liebe galt dem Wort. Solange ich zurückdenken kann, hatten mich von klein an feierlich gesprochene Gebete und Sprüche aus der Bibel begleitet. Ich empfand sie so unentbehrlich zum Leben gehörend wie das tägliche Brot." In diesen Worten klingt das Urthema eines Menschen auf, der in einer ganz besonderen Weise aus der schöpferischen Kraft wirkte, die im Worte enthalten ist. Als Pädagoge und als der Dichter von Zeugnissprüchen für seine Schüler ist es dem späteren Waldorflehrer Heinz Müller (1899–1968) möglich geworden, die Kraft des Wortes, die Logoskraft, mit der Pädagogik zu verbinden. Davon gibt sein Buch „Von der heilenden Kraft des Wortes und der Rhythmen"[25] Aufschluss, das ein Jahr vor seinem Tode erschien. Wolfgang Schad fand für die Neuauflage dieses Werkes die schönen Worte: „Die Heilkraft der Sprache und ihre intime pädagogische Verwendung waren für Heinz Müller Motive, die sich in seine Biographie eingeschrieben haben." Wie gestaltet sich nun bei diesem Menschen der Lebensübergang? In seinen Lebenserinnerungen findet sich, was der künftige Lehrer – bezeichnenderweise in einer Schulstube – in diesem wichtigen Lebenspunkt erlebte:

„Mit etwa zehn Jahren musste ich mich der Aufnahmeprüfung für die Quinta des Gymnasiums stellen. Da ich damit vorzeitig fertig geworden war, weil ich von der letzten Etappe, der mündlichen Prüfung im Rechnen, befreit wurde, schickte man mich in eine höhere Klasse, in der ich die erste Geschichtsstunde meines Lebens mitmachen durfte. Niemals vorher hatte ich von den Ereignissen gehört, die damals zur Sprache kamen. Was da erzählt wurde, schien mir wie aus Urzeit-Fernen irgendwie bekannt. Lebhaft malte meine Phantasie an den Bildern, die in mir auftauchten. Nicht immer wollte sich das Gehörte mit dem im Innern Geschauten in Einklang bringen lassen. Ich wunderte mich immer wieder über das Rätselvolle, das mir da begegnete. Ganz gewiss hatte ich doch noch nie etwas vom Brand von Ephesus und von der Geburt Alexanders des Grossen in jener Nacht der Zerstörung gehört, und doch schien ich manche Bilder des Geschehens genau zu kennen. Der Lehrer schilderte in lebhaften Worten das Ereignis, durch das eines der sieben Weltwunder der Antike zugrunde ging. Dazu erklangen aus seinem Munde Worte, die voller Geheimnis für mich waren: Er sprach von Mysterienweisheit, von Selbsterkenntnis, auch von griechischen Worten, die einst im Dianatempel erklangen und wieder auftönen sollten im Beginn des Johannes-Evangeliums. Obgleich ich diesem allem voll Spannung lauschte, sah ich im Geiste doch manches, was von seiner Schilderung abwich. Besonders klar war in dem Geschehen, das vor des Knaben Seele auftauchte, der in einer Meeresbucht sich spiegelnde Brand des Tempels und die grell von den Flammen erleuchteten Marmorstufen, die vom Strande an sich erhoben. (1910 wusste man noch nichts davon, dass tatsächlich der Tempel von Ephesus an einem später versandeten Meeresarm gelegen hatte.) Tagelang danach lebte etwas in mir wie ein Fragen: ‚Wie kamst du nur auf diese Bilder, die deutlich wie Erinnerungen in der Seele standen?' So barg die erste Geschichtsstunde eine solche Fülle von Geheimnissen, dass neben ihr alles andere in jener Zeit Erlebte völlig verblasste. Eine erste Lektüre der Sätze im Anfang des Johannes-Evangeliums brachte natürlich keine Klärung, sondern verwirrte eher und stiftete dadurch neue Unruhe. Später hörte ich dann von einem älteren Schüler jene Sätze zum ersten Male auf Griechisch, was einen tiefen Eindruck auf mich machte, aber eine Lösung der Rätselfragen selbstverständlich nicht bringen konnte. Dem ganzen Problem einfach aus dem Wege zu gehen, erwies sich auch als ganz unmöglich. Viel zu Gewaltiges war in meiner Seele durch die erste Geschichtsstunde in Bewegung geraten."[26]

Was lebte aber vor allem in den ephesischen Mysterien der Artemis? Rudolf Steiner schildert, wie dort das Urwort gelehrt wurde und wie in diesem Urwort dasjenige liege, was zum Anfang des Johannes-Evangeliums hinführe.[27] Und mit eben diesen Worten, nämlich mit dem Beginn des Johannes-Evangeliums, wurde Heinz Müller schicksalsmässig zusammengeführt, als er, seinen beruflichen Werdegang betretend, zum erstenmal in der Freien Waldorfschule in Stuttgart hospitieren durfte. Er berichtet dies so:

„Elf Jahre später tauchten die Anfangsworte des Johannes-Evangeliums wieder in einem Schicksalsaugenblick besonderer Art auf. Als Student hatte ich am Tage zuvor die Erlaubnis erhalten, am nächsten Morgen zum ersten

Male in der Freien Waldorfschule in Stuttgart zu hospitieren. Ich ging schon sehr früh auf dem ‚Kanonenweg' vor der Waldorfschule auf und ab und sah die Lehrer und Kinder von allen Seiten herbeiströmen. Da kam mit schweren Schritten ein Mann mit grossem Kopf und bäuerlich kraftvollen Gesichtszügen die letzten Stufen einer Staffel herauf. Der blieb erstaunt vor mir stehen, der ich ihn soeben mit ‚Grüss Gott' begrüsst hatte. Er sann nach und sagte: ‚Wir kennen uns doch nicht?' Auf die Bestätigung seines Gegenübers hin fuhr er fort: ‚Das ist ja eine Freude. So ein schöner Morgen mit Sonnenschein und Vögelgezwitscher, und da steht ein fremder junger Mensch vor einem und begrüsst einen so lieb.' Noch einige Sätze sprach der Ältere in unverkennbar österreichischem Sprachklang, dann kam plötzlich eine überraschende Wendung: ‚Also ich heiss Karl, und wie heisst du?' Ich sagte: ‚Heinz.' ‚Heinz, wir sind gute Freunde, nun komm und begleite mich, ich muss zu meinen Kindern hinüber zur Waldorfschule gehen.' So betrat ich an der Seite von Dr. Karl Schubert das Schulgelände. Während er in eine Barakke zu seinen Kindern ging, begab ich mich ins Verwaltungsgebäude und fragte dort Rudolf Steiner, wohin ich zum Hospitieren gehen sollte. Er beschrieb mir den Weg zu einer bestimmten Klasse. Dort sollte ich anklopfen und sagen, ich sei von ihm zum Hospitieren geschickt. Ich klopfte, und kurz darauf öffnete Schubert die Tür: ‚Das hab' ich mir gedacht, dass du heute zu mir kommst', sagte er und stellte mich gleich darauf seiner Klasse vor. In ihr befanden sich Kinder der verschiedensten Altersstufen: solche, die – nur wenige Wochen oder Monate gefördert – wieder in ihren Klassenverband zurückkehren sollten, und solche, die einer dauernden Hilfe in einer Sonderbehandlung bedurften. Schubert stand hinter mir; seine beiden Hände auf meine Schultern gelegt, guckte er abwechselnd einmal rechts, einmal links an mir vorbei, der ich ein ganzes Stück grösser war als er. Dazu sagte er: ,Liebe Kinder, heute hab' ich eine grosse Freude, weil ein guter Freund zu uns zu Besuch gekommen ist. Und weil ich ihn so gern hab, müsst ihr ihn auch liebhaben.' Als ich mich danach still hinten hinsetzen wollte, protestiert Karl Schubert und wies mir eine bestimmte Aufgabe zu. Er rief einen grossen, schwerfälligen Burschen herbei, von dem er sagte, der müsste jetzt bald zum Sprechen gebracht werden. Schubert habe täglich mit ihm die ersten Worte des Johannes-Evangeliums geübt. Das sollte ich jetzt übernehmen. Bei jedem griechischen Wort, das man dem Jungen laut vorsprechen müsse, sollte der einen stampfenden Schritt machen. – So übernahm ich nach dem Morgenspruch und einigen Übungen, die alle Kinder zu machen hatten, den Jungen und begann mit dem Sprechen und Stampfen. Inzwischen war es schon sehr warm in der Klasse geworden; denn die Sonne schien kräftig durch die offenen Fenster herein und heizte von oben, vom flachen Dach der Hofbaracke her, das mit schwarzer Pappe gedeckt war.

Karl Schubert unterrichtete nun die übrigen Kinder, während wir zwei hinter seinem Rücken stampfend und lärmend unser *,Ἐν ἀρχῇ...'* übten. Plötzlich drehte er sich um und fragte, warum ich so leise spräche. Ob ich's nicht lauter könnte. Ich sagte, dann würde ich doch seinen Unterricht stören; das aber liess er nicht gelten und machte mir nun dröhnend vor, wie er es haben wollte. Da begann für uns eine anstrengende Schwitzkur, musste ich doch, je länger es dauerte, desto energischer den reichlich unbeweglichen Koloss neben mir zum Stampfen zwingen. Endlich blieben wir beide nach etwa 50 Minuten erschöpft am offenen Fenster stehen, um etwas zu verschnaufen. Da kam es wie ein seufzendes Stöhnen, aber unverkennbar ähnlich den eben geübten Worten, aus dem keuchenden Munde des Jungen: *,Ἐν ἀρχῇ ἦν ὁ λόγος.'* Zu jedem Wort brauchte er einen tiefen, vollen Atemzug. Karl Schubert hatte sich umgewendet, er lauschte gespannt, dann packte er abwechselnd den Jungen und mich an den Schultern, und jubelnd tönten seine Sätze: ‚Das hab' ich gleich heut' früh gewusst. – Das ist ein herrlicher Tag. Die Sonne scheint, die Vögel singen, ein junger Freund sagt ‚Grüss Gott' zu mir, – und du, Bub, hast die ersten Worte gesprochen.“[28]

Eine weitere schicksalsmässige Beziehung zur Sprache war organbedingt. Heinz Müller wurde schnell heiser, wenn er unterrichtete. Schon nach der zweiten Unterrichtsstunde konnte er nicht mehr laut sprechen. Und nun war gerade diese Heiserkeit der Grund, Rudolf Steiner die folgende Frage zu stellen: „Sie haben schon so manche Sprachübung für die Kollegen der Waldorfschule gegeben, als die vorbereitenden Kurse vor Eröffnung der Waldorfschule stattfanden. Könnten Sie wohl auch einmal Ratschläge geben darüber, was man tun sollte, um seine eigenen Fehler und Mängel beim Sprechen zu korrigieren, und wie man durch die Sprache heilend und erziehend wirken kann?“[29]

Rudolf Steiner lud Heinz Müller daraufhin zu einem Kurs für Sprachgestaltung nach Dornach ein, was in der Folge die Heiserkeit offensichtlich behob, da sie fortan nicht mehr erwähnt wird. Zum anderen führte er mit Rudolf Steiner wichtige Gespräche darüber, wie die Heilkraft der Sprache in den Unterricht unmittelbar einfliessen kann. Über diesen Kurs in Dornach schreibt Heinz Müller: „Fast alles, was damals zunächst im kleinen Kreis von Rudolf Steiner mit uns erarbeitet wurde, findet sich zwei Jahre später im Dramatischen Kurs ‚Sprachgestaltung und Dramatische Kunst' und kann dort gründlich studiert werden. Der zweite Teil meiner ursprünglichen Frage ist dann im Laufe dieser zwei Jahre in vielen Einzelgesprächen angepackt worden. Meistens waren es kurze Anregungen und Bemerkungen Rudolf Steiners, wenn ich ihm über Schwierigkeiten einzelner meiner Schüler berichtete.

Eine seiner ersten Bemerkungen war: ‚Pflegen Sie bei sich und bei Ihren Kindern mit der grössten Sorgfalt die Sprache; denn bei weitem das meiste, was der Lehrer seinen Schülern gibt, kommt auf den Flügeln der Sprache zu ihnen.' Niemals solle man sich im Gespräch mit Kindern sorglos einer banalen Ausdrucksweise bedienen. Das bedeute natürlich nicht, dass man in gehoben-pathetischer Art mit ihnen sprechen solle. ‚Denn Banalität und leeres Pathos schliessen jede Herzlichkeit und vor allem den echten Humor von vornherein aus. Diese beiden aber sind für den Erzieher die wichtigsten Helfer in der Lenkung und Leitung seiner Zöglingsschar.'"[29]

Kennt man den Lebensweg von Heinz Müller und blickt dann auf die Schau, die der etwa zehnjährige Knabe von dem Tempelbrand zu Ephesus hatte, so ahnt man den inneren Zusammenhang zwischen der Mysterienstätte des Altertums und seinem Bemühen, die Heilkraft der Sprache in den Unterricht einzuführen. Es ist das Lebensschicksalsmotiv, das im Übergang zwischen dem neunten und zehnten Jahr plötzlich aufleuchtet. Wie in einem bewusstseinserhellten Punkt wird Vergangenes und Zukünftiges sichtbar, um dann wieder unterzutauchen. Mit Erstaunen, aber noch mehr mit Ehrfurcht kann die Tatsache berühren, dass es gerade Heinz Müller war, der bei dem Brandausbruch des ersten Goetheanum neben Rudolf Steiner stand und auf dessen Geheiss ein Loch in die Wand schlagen musste, durch das der Feuerherd sichtbar wurde. Der Bau, der in Flammen stand, war ein Haus des Wortes gewesen.

Drei Monate nach jener Brandnacht, in der das Goetheanum ein Raub der Flammen geworden war, begann Heinz Müller als Lehrer an der Freien Goetheschule in Hamburg-Wandsbek. 42 Jahre lang widmete er sich mit seiner ganzen Kraft der Waldorfpädagogik, in die er in so reichem Masse, wie kaum ein anderer vor oder nach ihm, die Logoskraft einfliessen lassen konnte. Die Pädagogik bekam dadurch einen neuen Einschlag. „Mit diesem Übersinnlichen im Sinnlichen, mit dieser Wiederentdeckung des Geistes, der in dem Worte, in dem Logos verloren gegangen ist, als das Wort zum Idol geworden ist, mit dieser Wiederentdeckung des Geistes, beginnt die neue Aera in der Erziehung."[30]

MENSCHENKUNDLICHE ASPEKTE ZUM NEUNTEN LEBENSJAHR

Das zweite Jahrsiebt

Man wird der Betrachtung eines bestimmten Lebensalters, zum Beispiel des neunten Altersjahres, am ehesten gerecht, wenn man zuerst eine grössere Entwicklungsperiode des Kindes zu überschauen versucht, also etwa die Zeit vom Eintritt in die Schule bis zum Abschluss der sogenannten Grundschulzeit. In diesem Zeitraum liegt das Geschehen des zweiten Jahrsiebts, das sich sowohl im Bereich des Seelisch-Geistigen als auch im Körperwachstum in drei Phasen gliedern lässt.[31]

Betrachten wir zuerst die im Wachstum plastizierenden Kräfte. Die erste Phase beginnt im Kopfbereich mit dem Zahnwechsel. Dann folgt mit dem Neun-Jahres-Übergang die Ausgestaltung des rhythmischen Systems von Herz und Lunge, und schliesslich erfolgt in den sogenannten Flegeljahren zwischen zwölf und vierzehn Jahren die Ausbildung des Stoffwechsel-Gliedmassen-Menschen, wozu auch die Reifung der Geschlechtsorgane gehört. In diesen drei Phasen werden fortschreitend Kopf, Rumpf und Gliedmassen von den Wachstumskräften ausgestaltet.

Mit dem Körperwachstum geht die seelisch-geistige Entwicklung einher. Tritt das Kind in die Schule ein, so dominieren noch die Nachahmungskräfte, während in der Körperentwicklung der Zahnwechsel eingesetzt hat. In dem Masse, wie das Kind immer mehr bleibende Zähne ausbildet, versiegt die Fähigkeit der Nachahmung. Hat das Kind doppelt so viel bleibende Zähne wie Milchzähne, so ist die eigentliche Zahnreife erreicht, in der die Nachahmungskräfte weitgehend versiegen. Das ist beim Neun-

Jahres-Übergang der Fall. In der zweiten Phase verlagert sich das Wachstum vom Kopf in den Herz-Lungen-Bereich. Während dieses Prozesses, der zur Atemreife führt, tritt das Kind in die „sachliche Zeit“[32] ein. Es ist dies der ausgewogene, mittlere Teil der Kindheit. Wenn sich das Wachstum in der dritten Phase in den Stoffwechsel-Gliedmassen-Menschen verlagert, wird die Erdenreife eingeleitet, die sachliche Zeit geht zu Ende, und die Flegeljahre beginnen. So erreicht der fortschreitende Wachstumsprozess seine Höhepunkte in der Zahnreife, der Atemreife und der Erdenreife. Im Seelisch-Geistigen entsprechen diesen Phasen die Nachahmung, die „sachliche Zeit“ und die Flegeljahre.

Diese phasenweise Entwicklung im zweiten Jahrsiebt, bei der jeweils ein Körperpol in besonderer Weise beteiligt ist, vollzieht sich immer in Harmonie mit dem Ganzen. So ist das Kind während der Zeit der Zahnreife (Ausgestaltung des Kopfpols) selbstverständlich auch im Willensbereich (Stoffwechsel-Gliedmassen-Menschen) tätig und von einem rhythmisch geordneten, regelmässigen Leben abhängig (rhythmisches System). In der zweiten Phase beteiligen sich der Kopf- und Willenspol durch ihr polares Zusammenwirken an der Ausgestaltung des rhythmischen Systems und führen es im Bereich von Herz und Lunge zu Wachstum und Reifung. In der dritten Phase wirken Kopfpol und rhythmisches System auf den Stoffwechsel-Gliedmassen-Menschen, was in der Entwicklung der Erdenreife zum Ausdruck kommt. Man kann diese Vorgänge durch ein Schema verdeutlichen:

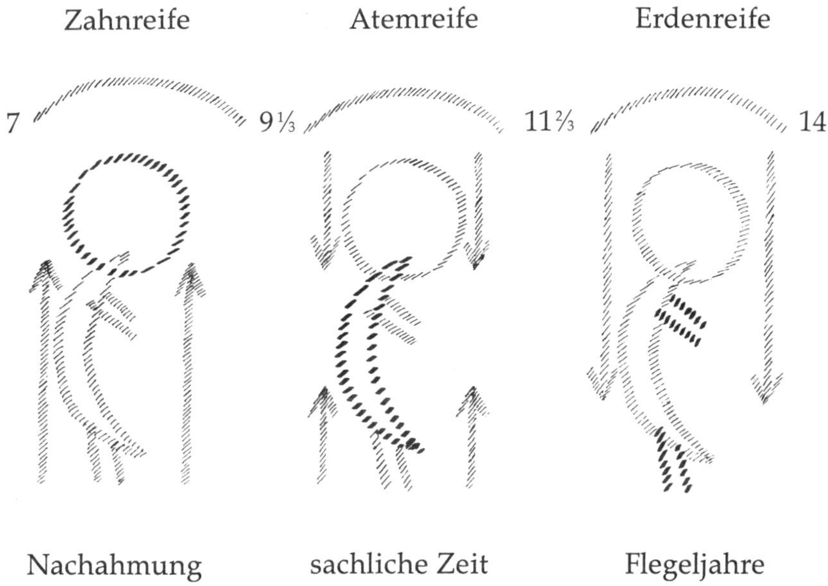

Dieser Skizze liegt die schematische Wiedergabe des dreigliedrigen Menschen zugrunde, wie sie Rudolf Steiner verschiedentlich in seinen pädagogischen Kursen angewandt hat. Die fortschreitende Entwicklung des Körperwachstums kommt durch die dunkler schraffierten Partien von Kopf, Rumpf und Gliedmassen zum Ausdruck. Mit der Körperentwicklung korrespondieren Nachahmung, sachliche Zeit und Flegeljahre im Bereiche des Seelisch-Geistigen. Das Hereinwirken von jeweils zwei Systemen auf das verbleibende dritte System ist durch Pfeile dargestellt.

In der Volksschulzeit liegen also zwischen sieben und vierzehn Jahren zwei entscheidende Übergänge: der Neun- und der Zwölf-Jahres-Übergang. Da wir nur den Neun-Jahres-Übergang untersuchen, vergleichen wir das siebenjährige mit dem zwölfjährigen Kind. Durch diese Betrachtung wollen wir den Raum umgrenzen, in dem sich der Neun-Jahres-Übergang vollzieht.[33]

Gegenüberstellung des sieben- und des zwölfjährigen Kindes

Bereich der Gliedmassen

Der Unterschied zwischen Erst- und Sechstklässlern fällt im Pausenhof sogleich ins Auge. Ein Bewegungsdrang beflügelt die Kleinen, die um ihren Lehrer Fangen spielen. Leichtigkeit und Anmut fliegen ihnen zu, nirgends ist Schwere. Bei den Grösseren liegt eine Schwere und gewisse Müdigkeit im Bewegungsablauf. Herumstehen und dann plötzliches Davonrennen wechseln häufig ohne Übergang. Manchmal verlieren sie sogar das Gleichgewicht im Raum, stolpern, stürzen. Traumwandlerisch, schlaksig wird der Gang. Und wie anders ist der Händedruck bei den Sieben- und Zwölfjährigen. Stürmisch drängt die kleine Schar am Morgen auf den Lehrer zu, ihn zu begrüssen. Voller Sympathie strekken sich ihm viele Hände auf einmal entgegen. Manche Kinder stellen sich wieder hinten an, um das Händeschütteln zu wiederholen. Den Sechstklässler hingegen kann es schon eine leise Überwindung kosten, die Hand zum Gruss zu geben, und manchmal ist sie kalt und feucht. In der ersten Klasse könnte der Lehrer für all seine Kinder dreissig Hände haben, in der sechsten Klasse kommt es ihm zuweilen vor, als ob seine zwei Hände schon zu viel seien.

Auch die relative Länge der Glieder ist bei den kleinen und den grösseren Schülern verschieden. Reicht der Kleine, wenn er seinen Arm über den Kopf legt, mit den Fingerspitzen gerade an den oberen Rand des Ohres, was er, um seine Schulreife zu bezeugen, stolz vorführt, so würde der Sechstklässler vielleicht schon das ganze Ohr mit seiner Hand bedecken können. Die relativ kleinste und die relativ grösste Länge der Glieder stehen sich in diesen beiden Altersstufen gegenüber. Das aber ist Ausdruck dafür, dass die Kleinen und die Grösseren eine völlig andere Beziehung zu ihren Gliedmassen haben.

Die relativ kurzen Glieder des siebenjährigen Kindes sind wach, aktiv und fröhlich. Durch die Glieder verbindet es sich mit der Umwelt. Die Hände und sogar die Füsse wollen lernen, nicht der Kopf. Die Patschhändchen „wargeln" einen Klumpen Knetwachs in eine lange Wurst und wickeln diese zu einem Schneckenhaus ein. Damit hat das Kind im wahren Sinne des Wortes die Form der Spirale „begriffen". Schreitend, hüpfend oder klatschend sagen die Kleinen die Zahlenreihen auf und lernen sie auf diese Weise, nämlich durch die Glieder, fast mühelos.

Die relativ langen Glieder der Sechstklässler sind etwas müde und schwer. Ihre Tätigkeit dient nicht mehr nur dem Wachmachen oder Einprägen, sondern auch dem umgekehrten Prozess: der Ausführung einer Vorstellung. Wenn Sechstklässler zum Beispiel an einer Holzschale schnitzen, so tragen sie die Vorstellung von der Form der Schale bis zu einem gewissen Grade schon in sich, und es geht bei der Arbeit, die mit den Händen verrichtet wird, nur darum, das Holz solange umzuformen, bis die im Holzstück gedachte Form, in diesem Falle die Schale, sichtbar wird. Die Sache selbst wird durch die Glieder geformt, „geweckt". Das siebenjährige Kind formt noch ganz an sich selbst. Durch die Tätigkeit seiner Glieder kommt es allmählich zu einem bestimmten Verständnis. Es erwacht, wenn es etwas mit seinen Händen oder Füssen tut.

Bis zu einem gewissen Grad ist der Einwand berechtigt, dass der grössere Schüler, wenn er werkt, auch an sich selber arbeitet und dass der Erstklässler, wenn er die Spirale begriffen hat, das Knetwachs, einen Gegenstand, umgeformt hat. Man darf aber nicht übersehen, dass der Siebenjährige erst am Ende seiner Tätigkeit (Kneten) das Formbewusstsein (Spirale) erlangt, während der Zwölfjährige bereits am Anfang ein gewisses Formbewusstsein hat, das er auf die Sache, hier das Holz, richtet. Die Prozesse verlaufen in genau entgegengesetzten Richtungen.

Erstklässler	formt durch die Gliedertätigkeit sich selbst (Bewusstwerden).
Sechstklässler	formt durch die Gliedertätigkeit die Sache (Gestaltung).

Die Gegenüberstellung des Erst- und Sechstklässlers zeigt, dass eine Umkehrung der Kräfte stattfindet, die im Kopf- und Gliedmassenpol wirken. Dabei ist insbesondere das neunte Jahr, das wir später gesondert betrachten wollen, als Schnittpunkt von grosser Bedeutung.

Nachdem wir die Gegensätze im Bereich der Glieder aufgezeigt haben, wollen wir jetzt die Umgestaltung im Bereich des Kopfes näher anschauen.

Bereich des Kopfes

Das Gesichtchen der Schulanfänger ist rund, weich. Die Bäckchen, das Stupsnäschen und besonders die Zähne – alles ist noch im Formen begriffen. Die Sternenaugen haben bei aller Fröhlichkeit noch etwas Verträumtes. Wie von aussen scheinen die fluktuierenden Sinneseindrücke auf das Kind einwirken zu wollen, um an seinem schlafenden Köpfchen zu arbeiten, es feiner auszugestalten. Demgegenüber treten uns beim Sechstklässler schon markante Züge entgegen, schmale oder wulstige Lippen, vielleicht eine scharf geschnittene Nase, Augen, die viel wacher geworden sind. Aufmerksamkeit und ein persönlicher Ausdruck sind aus dem Kindergesicht herausgewachsen. Das ganze Gesicht ist, plastisch gesehen, viel mehr durchgestaltet. Die Zahnbildung ist in der Regel abgeschlossen.

Der Kopf des Sechstklässlers ist relativ klein, der des Schulanfängers relativ gross. Gross- und Kleinköpfigkeit stehen sich hier gegenüber. Rudolf Steiner hat darauf hingewiesen, dass die grossköpfigen Kinder besonders phantasiereich, kleinköpfige phantasiearm sind, ihre Gedächtnisfähigkeit aber besser ausgebildet ist. Diese Feststellung kann man auf die Altersstufen der ersten und sechsten Klasse übertragen.

Der Kopfgeist des Erstklässlers schläft noch, während die plastischen Kräfte, im Zahnwechsel besonders deutlich ersichtlich, an dieser Kopfform arbeiten. Die Eindrücke der Tagwelt nimmt das Kind nur halbwach auf, das heisst es bildet sich farbige, flutende Bilder, die keinen exakten Vorstellungscharakter haben. Am liebsten lauscht es dem Lehrer, wenn er Märchen erzählt. Oft hat es das Köpfchen mit dem Arm umschlungen und schaut so, ganz hingegeben, in eine innere Bilderwelt.

Erzählt der Lehrer von einem roten Käppchen, von Waldblumen und dem Wolf, so entlehnt er Dinge aus der Tagwelt, behandelt sie aber imaginativ. Das rote Käppchen offenbart sich als das sanguinische Temperament des Rotkäppchens, durch die Blumen folgt es dem Liebreiz des Sinneslebens; der Wolf, der das Rotkäppchen verschlingt, ist der zur Bildgestalt gewordene Gliedmassen-Stoffwechsel-Bereich, der sich des Intellekts bemächtigt. Für das Kind ist das Bild des Wolfes dasselbe wie für den Erwachsenen die Empfindung, wenn sich um ihn ein Netz böser Absichten zusammenzieht.

Nur imaginativ sagt das Märchen Wahres und Weisheitsvolles aus, in der reinen Vorstellungssphäre erscheint es dagegen rätselhaft oder phantastisch. Auf diese imaginative Art wird das Kind durch das Märchen an die Dinge der Tagwelt herangeführt. Es ist wie eine Art Aufwachtraum, durch den ja auch oft Dinge aus unserer Umgebung ihrem Wesen nach deutlich charakterisiert sind.

Verfolgen wir nun die Vorgänge im Kopfbereich des Zwölfjährigen. Stufe um Stufe sehen wir, dass auch hier die

Prozesse, wie im Gliedmassenbereich, bei den beiden Altersstufen in entgegengesetzte Richtungen gehen.

Mit zwölf Jahren ist das Kind für den ersten Physik-Unterricht reif geworden.[34] Man kann mit einem einfachen Versuch beginnen: Wie verändert sich das Licht, das durch ein mit Wasser gefülltes Glasbecken fällt, wenn das Wasser mit Hilfe einer Lösung langsam getrübt wird? Die Voraussetzung für eine genaue Beobachtung ist ein Abstandnehmen. Seelisch gesprochen ist das die Haltung einer „Antipathie". Der Gegenstand der Beobachtung soll so gesehen werden, wie er ist, ohne Veränderungen, die sich vom Beobachtenden selbst einmischen könnten.

Der Schüler beobachtet, wie das helle Licht der Glühbirne gelb, orange und schliesslich rot erscheint. Das eingetrübte Wasser selbst erscheint blau. (Ganz anders verhält sich der Erstklässler, der mit voller Sympathie der Stimme des märchenerzählenden Lehrers lauscht.)

Am folgenden Tag wird der Versuch aus dem Gedächtnis reproduziert. Das Objekt der Beobachtung ist nicht mehr im Äusseren zu finden, sondern im Innern. Gesteigerte „Antipathie" ist nötig, um mögliche Einmischungen, die aus der eigenen Seele kommen, fernzuhalten. (Wiederum finden wir die gegenteilige Haltung beim Siebenjährigen: er lauscht mit voller Sympathie auf die Stimme des Lehrers, die er zudem noch mit seiner Phantasie umspielt.)

Am dritten Tag denkt der Sechstklässler über den Farbversuch nach. Er begreift etwas von der Farbenlehre, wenn er dazu kommt, zu erkennen, dass es das Wesen des Lichtes ist, aktiv zu wirken, wenn es durch ein trübes Medium dringt, so dass dann die Farben Gelb, Orange, Rot erscheinen. Das passive Wesen der Dunkelheit offenbart sich ihm als die Bläue des durch das Licht aufgehellten trüben Wassers. Der Schüler hat jetzt eine ganz individuelle Beziehung zum Werdeprozess der Farben gewonnen. In gewisser Weise begegnen sich hier die inneren Wahrnehmungen des Sieben- und des Zwölfjährigen. Und doch: welcher Unterschied! Auch der Erstklässler, der voller Hingabe die Stimme des Lehrers mit Phantasie umspielt, erfasst die flutenden Bilder wie aus einem Quell, der in seinem Innern entspringt, so wie der Sechstklässler das Quellwesen des Lichtes in seinem Innern erfasst, dessen Erscheinungen in den Farben sichtbar werden.

Wie von alleine taucht der jüngere Schüler in dieses imaginative Leben ein, das sich ihm sehr rasch ergibt, wenn er nur in Ruhe der Stimme des Lehrers zuhören kann. Der ältere Schüler braucht zur Vertiefung mehrere Tage, bis er einen Eindruck aus der Tagwelt ebenfalls imaginativ erfassen kann.

Wir können die Vorgänge im Kopfbereich des siebenjährigen und des zwölfjährigen Kindes wie folgt zusammenfassen:

Erstklässler	Der schlafende Kopfgeist webt im Imaginativen und findet im Erwachen das richtige Verständnis für die Tagwelt.
Sechstklässler	Der wache Kopfgeist dringt in die Tagwelt ein und findet das Imaginative in den schlafenden Bezirken der eigenen Seele.

Bereich des Rumpfes

Nachdem wir deutliche Unterschiede in den Systemen von Haupt und Gliedern gefunden haben, wollen wir untersuchen, ob sich auch im Rumpf eine solche Veränderung zeigt.

Auffallend ist, dass Erstklässler, wenn sie neben Sechstklässlern sitzen, gar nicht so viel kleiner sind, wie dies der Fall ist, wenn sie nebeneinander stehen. Es besteht also ein markanter Unterschied zwischen Sitz- und Stehgrösse in diesen beiden Altersgruppen.

Die Form des Rumpfes hat bei den Kleineren einen mehr walzenförmigen Bau mit einem kindlich-wohligen Bäuchlein. Bei den Sechstklässlerinnen zeichnet sich deutlich die Taille ab, die manchmal mit Vorliebe zur Wespentaille gegürtet wird. Zu der Vorpubertät gehört auch eine leichte Fettleibigkeit. Bei den Knaben fällt eine stärkere Gliederung auf, das Knochige tritt in Erscheinung, während bei den Kleinen beiderlei Geschlechts das Weiche überwiegt.

Das rhythmische System, das mit Herz und Lunge seinen Sitz im Brustkorb hat, findet seelisch seinen Ausdruck im Gefühlsleben. Bei den Kleinen dominiert die Atmung, das heisst sie haben einen leichten und schnellen Atem, wobei die Durchatmung des ganzen Lungenraumes unterbleibt. Bei den grösseren Schülern, vor allem bei den Knaben, sieht man aus der Flankenatmung, wie der Lungenraum stärker durchatmet ist. Die Atemzüge sind tiefer und relativ langsam geworden.

Auch die Pulswerte sind verschoben: die Kleinen haben im Verhältnis zu ihrem leichten Atem einen relativ langsamen Puls.[35] Dieses nach der Atemseite verschobene Verhältnis des Puls-Atem-Quotienten zeigt sich auch im Seelischen: die Kleinen werden von der Umgebung, durch die sie ja auch mit der Luft verbunden sind, durch zu viele Eindrücke, die abzuwehren sie oft nicht in der Lage sind, leicht überwältigt. Noch während die Tränen über die Backen laufen, können sie schon wieder lachen, und gerade daran sieht man, wie sehr das Gefühlsleben der Kleinen von äusseren Eindrücken bestimmt wird.

Die Zwölfjährigen haben im Verhältnis zu ihrem Atem, der langsamer geworden ist, einen schnelleren Puls. Starke Gefühle, auf den Wogen des Blutes aus dem Stoffwechselbereich emporgetragen, können den älteren Schüler von innen bedrängen, so wie der Siebenjährige von Eindrücken der Aussenwelt leicht überwältigt werden kann.

So sehen wir, wie der Erstklässler in seinem Gefühlsleben in der Grundstimmung der Sympathie noch ganz in seine Umgebung verwoben ist, der er im Wesentlichen keine eigenen Gefühle entgegensetzt. Der Zwölfjährige kann auf Grund von Empfindungen, die aus seinem Körper aufsteigen und zunächst keine Beziehung zur Aussenwelt haben, zu einer Abwehrstellung nach aussen kommen. Die Antipathie, zunächst leibgebunden, ist aber für die exakte Bildung von Vorstellungen (im Sinne von Vor-Sich-Hin-stellen) eine wichtige Seelenkraft, die durch den beginnenden naturwissenschaftlichen Unterricht ihre richtige Unterstützung erfährt. Die gegensätzliche Erlebnisweise des Erst- beziehungsweise Sechstklässlers sei hier an zwei Begebenheiten abschliessend aufgezeigt.

Beispiel der leibgebundenen Antipathie

Die Kinder der sechsten Klasse sind in die Pause gegangen. Nur eine Schülerin ist an ihrem Platz sitzen geblieben, den Kopf auf beide Fäuste gestützt, die Augen geschlossen. Ohne einen äusseren Grund ist sie in einer starken Erregung, man könnte glauben, dass ihr das Herz bis zum Halse schlägt. Doch dann folgt ein tiefer Stosseufzer. Sie trommelt mit den Fäusten ein paarmal auf den Tisch, steht auf und geht zur Türe. „Was ist?“ wird sie teilnahmsvoll gefragt. „Nichts“, versichert sie ziemlich gelassen, „nein, wirklich gar nichts“, lacht und geht in die Pause.

Eine solche Begebenheit ist in den unteren Klassenstufen kaum anzutreffen, wohl aber beim Eintritt in die Vorpubertät. Die Kräfte der Antipathie steigen aus dem Körper auf, und das Kind sondert sich, wenn vielleicht auch nur für kurze Zeit, ganz von seiner Umgebung ab. Nicht die Aussenwelt, sondern die Innenwelt, die allem Möglichen unterliegt, was an Störfaktoren aus dem Körper aufsteigen kann, bestimmt häufig das Gefühlsleben. Die Kinder sind in den allermeisten Fällen nicht in der Lage, sich darüber auszusprechen, was ihre Stimmung verursacht. Auch dem siebenjährigen Kind ist nicht bewusst, was seine Verhaltensweise bestimmt. Es wird von aussen durch die auf den Leib wirkende Nachahmungsfähigkeit weitgehend beeinflusst.

Beispiel, wie das Kind durch Sympathie von aussen bestimmt wird

In der ersten Klasse hat ein Mädchen grobe, hässliche Worte gebraucht. Der Lehrer sagt enttäuscht: „Es ist etwas Schlimmes passiert. Wahrscheinlich habt ihr es nicht gehört, aber ein Kind hat sehr unschöne Worte gebraucht.“ – „Ich weiss es!“ rufen wie aus einem Munde die in der Nähe sitzenden Klassenkameraden. Ein Bub, der die Schimpfworte gerne sagen möchte, meldet sich lebhaft. So könne der Schüler das Gesagte wiederholen, meint der Lehrer, ihm sei das unmöglich. Der Bub steht auf. Im Anblick seines trauernden Lehrers, nun ebenfalls ganz in sich gekehrt, flüstert er: „Ich kann es auch nicht sagen.“

Zusammenfassung

Wir halten die wesentlichen Beobachtungen in einem Schema fest und ordnen sie.

	Erstklässler	*Sechstklässler*
Haupt	gross	klein
	Imaginationen	Vorstellungen
	schlafend	wach
Rumpf	rundlich	schlank, klein
	mit der Umgebung verwoben	Innenleben
	schlafend	träumend
Glieder	kurz	lang
	Bezug zum Umkreis	Bezug zum Innenleben
	wach	schlafend

Die Unterschiede im Bereich von Kopf, Rumpf und Gliedmassen, die wir beim Sieben- und Zwölfjährigen aufgezeigt haben, finden sich natürlich ebenso beim Vergleich eines fünfjährigen mit einem vierzehnjährigen Kind. Je grösser der zeitliche Abstand vom Neun-Jahres-Wendepunkt wird, umso deutlicher tritt auch die Gegensätzlichkeit hervor.

Das Kind im Wendepunkt des neunten Jahres

Der „Umzug im eigenen Haus"

Die Gegenüberstellung des sieben- und des zwölfjährigen Kindes hat gezeigt, dass ein tiefgreifender Wandel sowohl im Seelisch-Geistigen als auch im Physischen stattfindet. Alle drei Systeme des dreigliedrigen Menschen sind metamorphosiert. Man könnte sagen, dass ein „Umzug im eigenen Haus"[36] stattgefunden hat. Die Frage ist nun, ob diesem Umzug eine bestimmte Gesetzmässigkeit zugrunde liegt.

Rudolf Steiner sprach einmal von einem Fluss,[37] dessen Wasser versickert, dann aber an einer anderen Stelle wieder hervorquillt. Mit dieser Naturerscheinung verglich er seelische Vorgänge im Menschen. Seelisches könne in das Innere des Menschen verschwinden, später aber in verwandelter Form wieder hervortreten.

Betrachtet man unter diesem Gesichtspunkt die Verschiedenheit des sieben- und des zwölfjährigen Kindes, so kann man feststellen, dass zum Beispiel die Eigenschaften im Kopfbereich des Erstklässlers verschwinden, aber im Gliedmassenbereich des Zwölfjährigen wieder zum Vorschein kommen. Das siebenjährige Kind hat einen grossen Kopf und lebt schlafend in seiner eigenen Phantasiewelt; die langen Glieder des Zwölfjährigen werden schläfrig und sind seiner eigenen Welt zugeordnet. Das Gleiche erleben wir, wenn wir uns die Gliedmassen des Siebenjährigen vor Augen stellen. Sie sind kurz, haben eine lebhafte Beziehung zum Umkreis und sind wach. Auch diese Eigenschaften verschwinden, treten später aber im Kopfbereich des Zwölfjährigen wieder hervor. Sein Kopf ist relativ klein, durch seine Nerven-Sinnestätigkeit entwickelt er eine lebhafte Beziehung zur Umwelt, der Kopfgeist ist wach. Schliesslich finden wir diese Umstellung auch im rhythmischen System. Das Kind erlebt nicht mehr nur seine Umgebung (Nachahmung), sondern kommt zu eigenen Erlebnissen, die es seiner Umgebung bewusst entgegenstellen kann.

Auf welche Art und Weise kommt dieser Austausch zustande? Setzt das nicht eine Art inneres „Umplastizieren" voraus, an dem Kräfte von oben und Kräfte von unten beteiligt sein müssen? Diese Vermutung findet sich in den Phänomenen, die sich im rhythmischen Geschehen von Blutkreislauf und Atmung ablesen lassen, bestätigt.

Die Bewegung von oben nach unten kommt in dem stärkeren und tieferen Ergreifen der Lunge durch die Atmung zum Ausdruck. Diesem Übergang – dem fallenden Rhythmus verwandt – stemmt sich von unten eine andere Bewegung entgegen, ein steigender Rhythmus. Sie kommt aus dem Blute und drängt, je näher das Kind an die Pubertät herankommt, immer mehr aus dem Stoffwechsel herauf.[38]

Beides, Puls und Atem, sind eine wichtige Ausdrucksform für den mit sich selbst im Einklang stehenden Menschen. Der Mensch ist in Harmonie, wenn auf einen Atemzug (Ein- und Ausatmen) vier Pulsschläge fallen.

Die Schulärztin Hadumoth Rötges weist darauf hin, wie sich um das neunte Jahr „die aufsteigende Pulskurve und die absteigende Atmungskurve begegnen"[39] und die beiden Kräfte sich ausgleichen und für eine kurze Zeit das Verhältnis 1:4 bilden. Das bedeutet, dass weder die Blut- noch die Atemseite dominiert, sondern beide in Harmonie sind. In diesem Augenblick des Durchgangs „koppelt sich das Ich in den Stoffwechsel ein"[12]. Das Kind erlebt sich von der Welt getrennt, ihr gegenüberstehend, als ein Ich.

Der „Umzug im eigenen Haus" wird also auf Atemwegen und Blutbahnen vom rhythmischen System impulsiert.

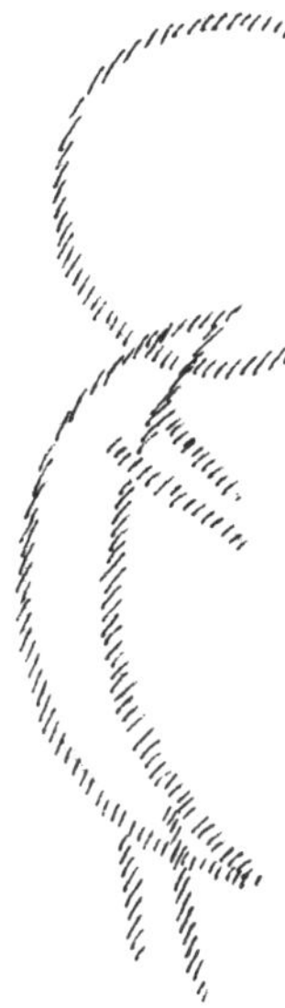

Der „Umzugsplan“ lässt sich am besten durch eine Skizze zur Anschauung bringen, aus der die auf- und die absteigenden Bewegungen ersichtlich werden. Dazu ist eine schematische Darstellung des dreigliedrigen Menschen, die Rudolf Steiner gegeben hat, besonders geeignet.[40] Die geometrischen Figuren, die der Skizze zugrunde liegen – Strahl, Mondsichel, Kreis – lassen sich durch Bewegung ineinander verwandeln. Der Kreis kann sich durch unendliches Quellen zum Sichelmond bis hin zum Strahl öffnen und sich durch Schrumpfen wieder zum Kreis zurückbilden, die Wölbung des mittleren Teiles einmal von aussen, einmal von innen formend. So weist diese Figur, wenn man sie in Bewegung bringt, auf die Verwandlungen von Gliedmassen – Rumpf – Kopf, bzw. Kopf – Rumpf – Gliedmassen hin, was nicht im Physischen, wohl aber im Geistig-Seelischen zu beobachten ist.

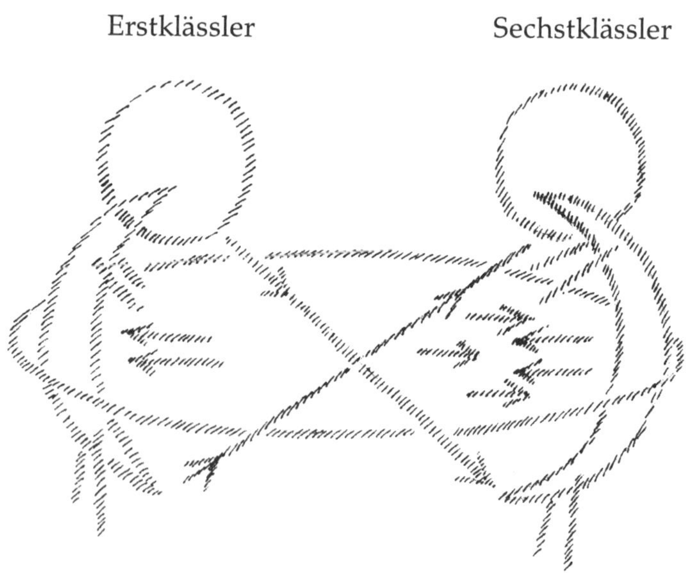

Zwei solche Gestalten, die sich gegenüberstehen, können uns das sieben- bzw. zwölfjährige Kind repräsentieren. Wir folgen mit einer Linie der aufsteigenden Bewegung, die vom Gliedmassenbereich des Erstklässlers zum Kopfbereich des Sechstklässlers führt, und verdeutlichen uns mit einer zweiten Linie die absteigende Bewegung, die vom Kopfbereich des kleinen Schülers in das Gliedmassensystem des grösseren Schülers hinuntersinkt. Die Veränderung im rhythmischen System ist durch einen Kreis gekennzeichnet. Die Eindrücke des Siebenjährigen, die er hauptsächlich aus seiner Umgebung empfängt, sind durch Strahlen von aussen dargestellt und die eigenen Gefühle, die der grössere Schüler der Welt entgegenbringt, durch Strahlen, die den von aussen kommenden entgegengerichtet sind.

Genau im Kreuzungspunkt dieser Entwicklung liegt der von Rudolf Steiner so bezeichnete „Übergang des Lebens“ im neunten Jahr.

Wollen wir die Bedeutung dieses Kreuzungs- oder Wendepunktes im neunten Lebensjahr besser verstehen, so müssen wir zunächst nach dem Sinn der Umkehrung von Kopf- und Gliedmassenkräften fragen.

Was würde es für den heranwachsenden Menschen für eine Auswirkung haben, blieben sein Kopfgeist schlafend, seine Eindrücke phantasievoll, seine Wahrnehmungen durch die Nachahmung an die Umgebung gebunden? Es wird sogleich deutlich, dass in diesem Falle die Umgebung wirksam prägend bliebe. Es bestünde keine Möglichkeit, sich von der Welt zu trennen, über sie nachzudenken, geschweige denn, Gedankenimpulse in seinem Innern zu bewegen. In die Funktionen des Kopfbereiches muss sich also das Ich hineinfinden können. Dadurch entsteht die Möglichkeit, frei von äusseren und inneren Eindrücken Vorstellungen zu bilden.

Weiter können wir uns fragen, welche Folgen es für das Gliedmassen-Stoffwechsel-System hätte, wenn unsere Glieder nur diesen wachen Wahrnehmungscharakter behielten, den sie beim kleinen Kinde haben. In diesem Falle müssten wir auf die willentliche Umgestaltung unserer Umgebung verzichten. Denn das Kind behält seine schöpferischen Kräfte ja im Bereich seiner eigenen Phantasie zurück. Diese erschöpft sich im Spiel, und das Kind hat nicht die Kraft, diesen Phantasiestrom derart nach aussen – auf das Objekt – zu richten, wie wir das zum Beispiel bei einem Bildhauer sehen. Auch in unsere Willensimpulse muss sich das Ich „einkoppeln" können.

Gleiches finden wir im Bereich des mittleren Systems. Würde der Erwachsene nur in den Gefühlen seiner Umgebung leben, so wäre er den Einwirkungen von Sympathie und Antipathie schutzlos preisgegeben. Er würde sein seelisches Gleichgewicht verlieren, das er aber gerade dadurch erreicht, dass er sich selbst in den Wirkungen von Sympathie und Antipathie erleben kann. Er entzaubert damit die direkte Einwirkung des Sympathisch-Antipathischen, indem er sie in die Wahrnehmungssphäre hebt. Auch dies ist nur möglich durch das Ich, das in der Gefühlssphäre wahrnehmend gestaltet wird.

So sehen wir in allen drei Bereichen, wie das Hereinwirken der Umgebung bis zum neunten Jahr dominiert. Dann findet eine ganze Lebensepoche durch das Versiegen der Nachahmungsfähigkeit ihren Abschluss. Ein neuer Impuls wird wirksam. Das Selbst als unvergängliche Individualität greift durch die Umgestaltung in den Körper ein. Das Eingreifen des Ich, da es im Durchgang geschieht, ereignet sich also in einer Phase des labilen Gleichgewichts. Damit hängen die besonderen Schwierigkeiten des Neun-Jahres-Übergangs zusammen, und sie können ein wichtiger Grund sein, dass die Remotionen in den öffentlichen Schulen in diesem Alter einsetzen.

Man kann dieses Geschehen mit einer Geburt vergleichen. Denn so wie sich das Kind physisch durch die Geburt aus der Leiblichkeit der Mutter befreit, so befreit es sich nun seelisch von seiner Umgebung, in der es nachahmend in den Dingen gelebt hat. Und wiederum bedarf das, was da geboren wird, des Schutzes und der Liebe seiner Erzieher.

Wie erlebt nun das Kind diesen Übergang? Etwas Trauriges liegt in seinem Blick, der Gang ist schwerer als früher, das Kind ist empfindsam geworden. Es gewahrt, dass ihm seine sonst so vertraute Umgebung fremd geworden ist. Es möchte sich von Zeit zu Zeit ganz zurückziehen. Es erscheint ihm rätselhaft, dass es nun auf einmal von der Welt getrennt ist, dass Vater, Mutter und seine Freunde ausserhalb seines engen Kreises stehen. Es sehnt sich zurück, sehnt sich nach Verstandenwerden, nach Liebe. Aber etwas Rätselhaftes hat sich dazwischen geschoben, was dies verhindert.

In dieser Einsamkeit regen sich im Kinde zarteste Empfindungen, und nichts sollte es dabei stören, keine Neugier, keine Hektik. In dieser Einsamkeit findet es sich selbst, spürt, dass es ein Ich in sich trägt und dass es, von diesem Ich ausgehend, sein Leben beschreiten wird.

Es ist sehr wichtig, in welcher Stimmung die Erwachsenen das Kind durch diese schwierige Lebensphase begleiten. Eine ängstliche Umgebung, die moderne Resignation oder Oberflächlichkeit der Grossstädte erschweren diesen Prozess ausserordentlich. Geschieht aber viel Fröhliches in der Umgebung und sieht das Kind, wie die Erwachsenen in schicksalsschweren Situationen standhalten, so springt der Funke der Ich-Bejahung über. Diese Umstände können einen Einfluss auf das ganze spätere Leben haben. Hier entscheidet sich oftmals, ob das Kind sich zu einer ichstarken oder ich-schwachen Persönlichkeit entwickelt.[41]

Wie der Lehrplan hilft

Alle Angaben, die Rudolf Steiner im Lehrplan der Waldorfschule für die dritte Klasse gegeben hat, haben die Aufgabe, dem Kinde für die Aufnahme seines Ich eine Hülle zu bilden. Da ist zum Beispiel die Hausbau-Epoche. Wände werden aufgestellt, das Dach darüber gedeckt, die Aussenwelt abgetrennt. In diesem Tun erlebt das Kind die Bildung seines Innenraumes, und dieses Raumerleben ist es, was das Kind sucht. Es findet zu sich selbst. Auch die Arbeit des Bauern lernt das Kind in diesem Alter kennen. Es pflügt die Erde und sät. Daran erlebt es wie im Bilde: „Wie der Keim sich entfaltet, so entfaltet sich auch mein Ich, das in meiner Seele eingepflanzt ist."

Im Sprachunterricht, der in den Waldorfschulen in einer besonderen Weise gepflegt wird, lernt das Kind nach und nach an Gedichten, wie es mit seinem Ich in die Laute schlüpfen kann, um aus ihnen, den Keimen der Sprache, Bilder zu entzaubern. Gelingt dies, so erlebt es, wie es ganz aus sich heraus den sprachlichen Ausdruck hervorbringt. (Die Bedeutung des Erzählstoffes ist im Kapitel „Liebe Eltern" dargestellt.)

Im Musikalischen lebt das Kind bis zum neunten Jahr

hauptsächlich in der Pentatonik, in der es keinen Grundton und keine Halbtonschritte gibt. Jetzt wird es an die grosse und kleine Terz herangeführt. Freudig durchfühlt es in Dur- und Mollartigem das Hinaus- und Hereingehen als Bewegung seines Ich.[42]

Da das Kind mit dem neunten Jahr in die Atemreife eintritt, ist für die Ausbildung des Atems die Sopran-Blockflöte sehr geeignet. Erst wenn die Atemreife mit etwa zwölf Jahren abgeschlossen ist, können andere Blasinstrumente gewählt werden, die einen tiefen und langen Atem erfordern, wie dies bei der Querflöte, der Oboe, der Klarinette oder dem Fagott der Fall ist. Ist im neunten Jahr die Blockflöte empfehlenswert, so ist es im zwölften Jahr das Streichinstrument, auf dem das Kind seine Fähigkeiten ganz wesentlich vertiefen kann. Das Flegelartige der Gliedmassen kann durch die Bogenführung geschult und überwunden werden. Für die beiden Krisenpunkte, die im neunten und zwölften Altersjahr liegen, ist die Musik eine besonders geeignete Therapie.

Die Hilfe, die der Lehrplan Rudolf Steiners in der Krise des neunten Jahres gibt, beschränkt sich nicht auf den Unterricht der dritten Klasse. Es zeigt sich vielmehr, dass der Lehrplan und die Methodik dem Gesetz der Umkehrung durch alle Klassenstufen von der ersten bis in die sechste Klasse folgen. Die körperliche Entwicklung wird im Seelisch-Geistigen mitvollzogen. Eine detaillierte Darstellung würde hier zu weit führen, in grossen Zügen wird aber durch die Zusammenschau des Lehrplanes von der ersten und sechsten Klasse das Prinzip der Umkehrung durchaus ersichtlich.

Im Gegensatz zur herrschenden Methode, wonach schon dem Erstklässler der noch schlafende Kopf mit dem vorgeschriebenen Pensum „vollgetrichtert" wird, lernt in der Waldorfschule nicht der Kopf, sondern die Glieder lernen: Füsse, Arme, Hände, Finger. Die Zahlenreihen werden gehüpft, gesprungen, geschritten, geklatscht oder mit lustigen Fingerspielen aufgesagt. Das Rechnen besorgen die Finger. Sie lernen auch das Stricken, wobei diese Fertigkeit nicht nur den Mädchenhänden vorbehalten ist. Eine besondere Rolle spielt die Eurythmie, durch die das Kind sich in das grosse Reich der Laute hineinbewegt. Es darf zum Beispiel eine Welle mit dem W sein, ein Bär mit dem B, ein rollendes Rad mit dem R, oder es kann zum Quell mit dem fliessenden L werden.

Was wird jetzt aus diesen Tätigkeiten, die die kleinen Kinder so gerne ausführen, in der sechsten Klasse? Was wird aus dem, was die Hände einmal wahrgenommen und begriffen haben? In der sechsten Klasse liegt der Beginn des naturwissenschaftlichen Unterrichtes.[34] Das Kind lernt, Beobachtungen zu machen und darüber nachzudenken. Dabei muss das Denken wach und kräftig sein, soll es zu einem Wahr-nehmen, Vor-stellen oder Be-greifen kommen. Die Tätigkeiten, jetzt im Nerven-Sinnes-Bereich ausgeführt, wurden ursprünglich von den Gliedern geübt: Greifen, Stellen, Nehmen. Dem Nerven-Sinnes-Pol wird jetzt dasjenige abverlangt, was zuerst einmal die Glieder gelernt haben.

Wir sind jetzt dem Weg von den wachen Gliedern der kleinen zu dem wachen Kopf der grösseren Schüler gefolgt. Ein Gleiches können wir mit den träumenden Köpfchen der Kleinen tun, die ja verwandt sind mit den träumenden, schlafenden Gliedern der älteren Schüler.

Dem schlafenden Kopfgeist werden die Märchen, die ein grosses Weisheitsgut enthalten, als Aufwachtraum zugeraunt.

Innere Bilder entstehen dem Kind, seine Phantasiewelt wird angeregt, sie wird farbig, weit und tief. Was das Kind auf diese Weise an künstlerischen Eindrücken aufgenommen hat, scheint wie in einen inneren Abgrund zu verschwinden. Was wird aber daraus, wenn das Kind zwölfjährig ist? Was das Kind träumend, scheinbar passiv aufgenommen hat, tritt nun aktiv nach aussen. Es erreicht den Bereich der Gliedmassen. Die Glieder sind die Organe des Willens, durch die der Mensch gestaltend in seine Umgebung eingreift.

Der Sechstklässler kann nun aus diesem künstlerischen Fundus schöpfen, der sich im Märchenhören und Märchenerzählen gebildet hat. Diese inneren Bilder werden nun zum „Bilden", und zwar zum Bilden all dessen, was der Zwölfjährige mit seinen Händen tut. Der Lehrplan gibt ihm dazu vielfältige Möglichkeiten: im Werkunterricht, im Gartenbau, im Turnunterricht und in der Eurythmie werden in besonderer Weise die Gestaltungs- und Formkräfte der Glieder angesprochen. Sie müssen jetzt gefordert werden, damit die Saat nicht verkommt, die der schlafende Kopfgeist als Aufwachtraum einmal aufgenommen hat.

Man sollte an diesen Wandel in der Entwicklung denken, wenn heute vielfach die Klage erhoben wird, dass die schöpferischen Kräfte der Schulkinder versiegt seien. Wenn dem Kopf des kleinen Kindes statt phantasievoller Märchenbilder nur intellektuelle Vorstellungsinhalte geboten werden, so werden ihm die schöpferischen Kräfte geraubt. Andererseits wird dem Kind das wirkliche Wachwerden verwehrt, wenn es als kleines Kind durch Stillsitzen und lange Autofahrten gezwungen war, seine Glieder ruhig zu halten.

Auch im mittleren Bereich können wir verfolgen, wie das kleine Kind sich aus den Empfindungen löst, die es ganz mit seiner Umgebung verbunden haben, und jetzt zu Eindrücken kommt, die nicht nur subjektiv sind, sondern auch objektiven Erkenntnischarakter haben. Dies lässt sich am besten durch ein Beispiel von Rudolf Steiner selbst verdeutlichen.

In Torquay erzählte er englischen Lehrern die „Geschichte vom Veilchen"[43], von einem Veilchen, das sich vor dem grossen, blauen Himmel fürchtete, weil er es einmal schlagen würde, wie der böse Hund es ihm gesagt hatte. Aber ein Lämmlein hatte es anderntags getröstet: „Der Himmel ist so vielmal blauer als du mit deiner kleinen Gestalt blau bist, weil er so viel mal mehr Liebe hat, als du sie mit deiner kleinen Gestalt haben kannst." Da wusste sich das kleine Veilchen vom grossen Himmelsveilchen behütet.

Wie verwandeln sich die Empfindungen des sieben- oder achtjährigen Kindes, wenn es zwölf oder dreizehn Jahre alt geworden ist und über den Inhalt dieser einfachen Geschichte nachdenkt?

Das Kind kann die Zusammenhänge gedanklich erfassen: „Sieh einmal, dieses grosse Himmelsveilchen, der Veilchen-Gott, der ist ganz blau, in alle Weiten. Jetzt denkst du dir ein kleines Stück herausgeschnitten, das ist das kleine Veilchen. So ist Gott überhaupt so gross wie der Welten-Ozean. Deine Seele ist ein Tropfen von Gott. Aber so, wie das Wasser des Meeres, wenn es einen Tropfen bildet, dasselbe Wasser ist wie das grosse Meer, so ist deine Seele dasselbe, was der grosse Gott ist, nur eben ein kleiner Tropfen."[43] Dieses Beispiel zeigt besonders schön, wie der Unterricht nichts Abgezirkeltes haben darf, wie dem Kinde nie fertig ausgeprägte Vorstellungen aufgezwungen werden dürfen, die nicht verwandlungsfähig sind, sondern wie so unterrichtet werden muss, dass alles lebendig bleibt und dadurch mit dem Kinde wachsen kann, auch durch die Umkehrung im neunten Jahr.

Störungen von Denken, Fühlen und Wollen

Bei den heutigen Lebensbedingungen gibt es ganz selten Kinder, die den Neun-Jahres-Übergang ohne Beeinträchtigung überstehen. Meistens klagen die Kinder über eines der folgenden Symptome: Kopfdruck oder Bauchweh, Schwindel, Herzklopfen und Atembeschwerden.

Rudolf Steiner weist auf diese Schwierigkeiten nachdrücklich hin. Sorgt man nicht für die gesunde menschliche Entwicklung, „dann allerdings bleiben von den kränkenden Dingen alle möglichen Krankheitsdispositionen für das ganze menschliche Leben zurück". Weiter: „Unter den Begleiterscheinungen desjenigen, was dann – sagen wir – in der Bleichsucht in der glanzvollsten Art zum Vorschein kommt, sind all die Symptome: Müdigkeit, Schlaffheit, mangelndes Einschlafen und Aufwachen." Mit dem Hinweis, dass bei den meisten Kindern diese Symptome auftreten – „in der Zeit nach dem Zahnwechsel bis zur Geschlechtsreife hin und mit der Kulmination zwischen dem neunten und zehnten Jahre" – machte Rudolf Steiner Angaben, wie der Arzt medikamentös helfen kann. „Man muss eigentlich schon bei jedem Menschen, wenn er nicht gerade aus robustem Bauernblut ist, auf diese Sachen Rücksicht nehmen."[44] Denn werden diese sich in körperlichen Symptomen äussernden Schwierigkeiten im Kopfpol, rhythmischen System und Stoffwechsel-System nicht richtig erkannt und in der Pädagogik berücksichtigt, so können sich im späteren Leben daraus Störungen im Bereich des Denkens, Fühlens und Wollens entwickeln.[45]

Das Märchen von „Schneewittchen" zeigt uns in einem wunderbaren Bild, wie die drei Systeme des Menschen durch den Intellekt, der in der Gestalt der bösen Königin personifiziert ist, vergiftet werden. So könnte man abwandelnd sagen: „Spieglein, Spieglein an der Wand, wer ist die Schönste (das heisst der Klassenerste) im ganzen Land?" Es ist der „Schnürriemen des Leistungszwanges", der auf die Atmung drückt; es ist der Notendruck, der wie ein vergifteter Kamm zu Störungen im Nervenbereich führt; und es ist das Sitzenbleiben in den öffentlichen Schulen, das wie ein vergifteter Apfel die Minderwertigkeitskomplexe nährt, die ein Leben lang auf den Willen lähmend wirken.[46]

Eine Pädagogik, die auf die Entwicklung des Kindes

eingeht, bedarf der Unterstützung durch das Elternhaus. Alle seelenlosen Eindrücke, in erster Linie jene, die aus der Technik kommen, wirken in dieser Phase des Umbruchs ganz besonders schädlich. Machen wir uns die Auswirkungen von Fernsehen, Radio, Tonband und langen Autofahrten auf das Kind wirklich immer klar? Übermässiges Traktieren mit Hausaufgaben kann nicht nur den Kopfbereich, sondern auch die Verdauung, die ebenfalls von der Umstellung betroffen wird, beeinträchtigen. Es ist wichtig, dass die Aufgaben in dieser Zeit des Umbruchs reduziert werden; ausserdem ist darauf zu achten, dass das Kind zum Essen das bekommt, was es wirklich verdauen kann. Es ist falsch, das Kind zum Essen zu zwingen, es ist dagegen ratsam, ihm über den Tag verteilt in kleinen Portionen das zu geben, was es leicht verdauen kann. Störungen im rhythmischen System wie Schwindel, Herzklopfen und Atembeklemmungen, weisen darauf hin, dass das Kind in dieser Zeit ganz besonders viel Liebe braucht, um in sich hineinzufinden. Oft kommt es mit einem Vorwand, es könne irgendetwas nicht, in Wirklichkeit sucht es aber das „herzliche, seelendurchtränkte Wort".[41]

Die Aufgabe des Erwachsenen wird dadurch erschwert, dass die Kinder in diesem Zeitabschnitt ihre Erzieher sehr kritisch sehen. Mit einer Art von Hellsichtigkeit tasten sie jede Schwäche ab. Daher muss der Erzieher danach streben, sich in ein bewusstes Verhältnis zu jenen Kräften zu setzen, die den Menschen über die engen Grenzen seines Persönlichkeitsgeistes hinausführen.[47]

Die Inkarnation des Ich

Welche Impulse sind es, die in besonderer Weise dem Kinde in seiner schwierigen Situation helfen? Wodurch gewinnt es die Kraft, aus der heraus es sich aufs neue in einheitlicher Weise entwickeln kann? Wir wollen hier auf drei Bildmotive hinweisen, die sich dem religiösen Erleben des Kindes ergeben können, besonders wenn wir das Kind in unseren Gedanken und Gefühlen in der entsprechenden Weise begleiten.

Durch das Getrenntsein von der Welt erlebt das Kind seinen eigenen Ich-Bereich, aber darin schlummert eine noch tiefer liegende Erfahrung: das Gefühl von der Unvergänglichkeit seines Selbstes. Durch die Erzählung aus der Schöpfungsgeschichte der Bibel wird das Kind in diesem Erleben bestätigt, dass Gott den Menschen erschaffen hat. Besinnt sich das Kind auf diesen göttlichen Ursprung, so kann in dem Erden-Ich ein Göttliches aufleuchten.

Auf einem romanischen Kapitell ist das Motiv aus der Genesis dargestellt. Gottvater haucht dem Menschen den lebendigen Atem ein. Der Odem, der aus dem Mund Gottes entströmt, hat die Gestalt von Stengel und Blättern, die sich auf Adam zubewegen. Der Blütenteil ist schon im Menschen, der Wurzelteil noch bei Gott. In umgekehrter Weise senkt sich diese Pflanze in den Menschen hinein. Die Bildvorstellungen von einer im Menschen wachsenden Pflanze, die wurzelt, Blätter treibt und blüht, ist von alters her überliefert. Gemeint ist die Anschauung von einer Pflanze, die der Mensch in sich trägt, aber nicht aufrecht wachsend wie in der Natur, sondern als ein Gebilde, das von oben nach unten wächst. Die Pflanze bildet ihren harten Wurzelteil im Knochigen des Kopfes, wo der Mensch im Gedankenleben wurzelt, entfaltet die Blätter, wodurch sie atmet, im Lungenbereich und weist mit Blüte und Fruchtknoten nach unten.[48] Die Anschauung dieser umgekehrten Pflanze wird auf dem Hintergrund von der Umkehrung der Lebenskräfte im neunten Jahr verständlich. Das Kind, das sich darüber keine Gedanken bilden kann, erlebt aber unbewusst, dass sich etwas in sein Leben hineinsenkt, das sein ganzes individuelles Sein angeht.

Nicht selten fragen Kinder in dieser Altersstufe ihre Eltern, ob sie wirklich ihre Mutter und ihr Vater seien. Diese Frage geht darauf zurück, dass sich das Kind stark als ein individuelles Wesen erlebt, das nicht nur durch Vererbung (Gattung) in die Welt getreten ist.[49] Es verbirgt sich eine ganz andere Frage hinter der vom Kinde gestellten. Es ist die Frage nach seinem geistigen Ursprung, und das Kind sucht die Antwort nicht in Äusserem, sondern auf dem Gebiet der Religion. Wie diese Gedanken in bildhafter Weise an das Kind herangebracht werden können, ist weiter unten in der Geschichte vom „Starken Bäumchen" dargestellt.

Ein anderes Motiv, das das Kind auf den Neun-Jahres-Übergang gut vorbereiten kann, liegt in der Legende von Christophorus. Ophorus, der Riese, will seine Kraft in den Dienst des Höchsten stellen. Er dient erst einem mächtigen König, der sich aber vor dem Teufel fürchtet, dann dem Teufel, der jedoch das Kreuz flieht. Dem Rat eines Einsiedlers folgend trägt Ophorus Menschen über einen Fluss, um Christus durch Werke der Nächstenliebe zu dienen. Einmal trägt er in der Nacht ein Kind, dessen ungeheures Gewicht ihn unter das Wasser drückt. Es ist das Christuskind, das ihn auf den Namen Christ-Ophorus tauft. Seinen Stab, mit dem er durch das Wasser watete, soll er in die Erde pflanzen. Dieser Stab trägt Blätter und Blüten, als am anderen

Morgen die Menschen Christophorus tot in seiner Hütte finden.[50]

Ein ausserordentliches Motiv ist in dieser Legende enthalten. Es zeigt eine Lebenskraft, dargestellt durch den blühenden Stab, die über den Tod hinaus wirksam ist. Dieses Bild weist darauf hin, dass Christophorus den Weg zu dem Christus durch den Tod gefunden hat. Eine solche Legende – sie gehört zum Erzählstoff der zweiten Klasse – kann das achtjährige Kind sehr gut auf den Neun-Jahres-Übergang vorbereiten.

Im neunten Lebensjahr begegnet das Kind im Ich-Erleben seinem unvergänglichen Wesenskern. Jetzt ist es in der Lage, die Sterblichkeit des Menschen zu begreifen. In diesem Alter sieht es häufig zum erstenmal bewusst einen Leichnam. Beides, die Unsterblichkeit und die Sterblichkeit, kann in dem Kinde leben, doch ist es noch nicht in der Lage, diese verschiedenen Gebiete voneinander zu trennen. Es ist aber ausserordentlich bedeutsam für das ganze weitere Leben, wenn das Kind zum Beispiel durch die Erzählung der Christophorus-Legende das Erlebnis haben kann, dass im Tode Lebendes aufleuchtet.

Ein weiteres Lebensmotiv wird verständlich, wenn man sich auf den Hinweis Rudolf Steiners besinnt, dass die Kunst dem Kinde bis zum neunten Jahr diene, sodann aber das Kind ein Diener der Kunst werden solle.[37] Diese Umkehrung beinhaltet das Freiwerden schöpferischer Kräfte, die vorher unbewusst am Körperbau wirksam gewesen sind und von nun an langsam und allmählich ich-haft zu handhaben sind. Der schöpferische Kern im Menschen ist angesprochen, der durch die Kunst im Stoffe Geistiges zur Offenbarung bringen kann. Deswegen ist das künstlerische Element in der Waldorf-Pädagogik von zentraler Bedeutung.

So sind es drei Motive, die das Kind in diesem Alter aufnehmen kann: die göttliche Herkunft, das im Tode

Aufleuchten des Lebenden und das Gebiet der Kunst. Diese Motive können zu drei Impulsen werden, die das in der Krise heimatlos gewordene Kind mit der Vater-, Sohnes- und Geistwelt verbinden. All dies vollzieht sich in den schlafenden Regionen der Kinderseele. Im späteren Leben aber kann die Individualität diese drei Impulse, die um das neunte Jahr veranlagt worden sind, immer mehr in ihr Bewusstsein aufnehmen.

Gesichtspunkte des Schularztes

Der Wendepunkt des 9./10. Lebensjahres spricht sich auch in körperlichen Symptomen aus. In diesem Lebensalter vergrössert das Herz seine Fassungskraft für das Blut – das sogenannte Schlagvolumen – auf einmal in sprunghafter Weise.[55] Dasjenige Organ also, das eine zentrale Stellung unter den anderen Organen einnimmt, steigert damit seine Leistungsfähigkeit gerade zu dem Zeitpunkt, in dem die zentrale Wesenheit im Kinde – sein Ich – durch eine entscheidende Entwicklungswende geht. Dass aber dieser Wendepunkt einen krisenhaften Charakter hat, wird in einem anderen stofflichen Vorgang offenbar – im Verhalten des Blutzuckers.

Das Ich-Erlebnis hat seine leibliche Grundlage im Zuckergehalt des Blutes, der durch äussere Zuckerzufuhr beeinflusst wird. Wir alle wissen, wie gewisse Schwächezustände, die das Selbstgefühl beeinträchtigen, dadurch überwunden werden können, dass man ein Stück Zucker, eine süsse Frucht, oder eine andere Süssigkeit zu sich nimmt. (Selbstverständlich kann übermässiger Zuckerkonsum auch ungünstig wirken.)

Der Zuckerspiegel steigt ständig im Laufe der Kindheit entsprechend der immer stärkeren Inkarnation des kindlichen Ich an. Diese aufsteigende Kurve weist genau mit 9 Jahren eine vorübergehende Senkung auf.[56] Da haben wir das materielle Gegenstück zu dem zarten Ich-Erlebnis, das der Stütze durch den Erwachsenen und seiner erzieherischen Massnahmen bedarf. Die Schwäche, Einsamkeit und Verlassenheit, die das neunjährige Kind erlebt, kommt mit dem zeitweisen Absinken des Zuckerspiegels auch in einem stofflichen Vorgang zum Ausdruck.

Die Beschwerden der sogenannten „Schulkrankheit", die im ganzen zweiten Jahrsiebent auftreten können, kulminieren um das neunte Lebensjahr. Die Kinder klagen über Kopf- oder Leibschmerzen, über Übelkeit, Brechreiz, Herzklopfen, Atemstörungen („Ziehen" beim Atmen), Schwindel, Schwäche. Gelegentlich treten auch kurzdauernde Fieberattacken auf. Die Mutter beanstandet das schlechte Aussehen des Kindes, die Blässe, die Schatten unter den Augen. Sie berichtet von Appetitlosigkeit, Nervosität, Müdigkeit und Schlafstörungen. Der Lehrer bemerkt, dass das Kind rasch ermüdet und in seiner Konzentrationsfähigkeit nachlässt. Diese Beschwerden werden auch als „Periodisches Syndrom" zusammengefasst, weil sie einen schwankenden Charakter haben und sich untereinander abwechseln. Es treten nie alle Symptome gleichzeitig auf. Dasselbe Kind, das zunächst von Kopfschmerzen geplagt wurde, klagt vielleicht nach einiger Zeit über Leibschmerzen. Die Krankheitserscheinungen gehen oft sehr rasch vorüber. Es kommt vor, dass der Arzt zu einem fieberkranken Kind gerufen wird, bei dem zunächst nichts festzustellen ist. Wenn er dann am nächsten Tag sich nach dem Kind erkundigen will, dann ist es unter Umständen bereits wieder in der Schule.

Trotz der Flüchtigkeit der Symptome ist Vorsicht am Platze. Die Bauchsymptome können auch einmal Anzeichen einer Appendicitis („Blinddarmentzündung") sein, besonders deshalb, weil die Appendicitis das Maximum ihres Auftretens gerade im zweiten Jahrsiebt hat. Auch andere ernstere Krankheiten (Magengeschwür, Crohnsche Krankheit) können sich dahinter verbergen, so dass man insbesondere bei den Bauchschmerzen nicht zu lange warten soll, bis man sich ärztlich beraten lässt.

An und für sich ist das Schulalter das gesündeste Alter

im Menschenleben überhaupt. Die charakteristischen Erscheinungen der Schulkrankheit sind fast immer durch äussere Einflüsse bedingt. Sie können z. B. durch eine gestörte Familiensituation ausgelöst werden (broken home) oder auch durch ungeeignete schulische Belastung (Leistungsdruck). Sehr häufig steckt eine Reizüberflutung der Sinne dahinter, vor allem auf dem Schulweg (Strassenverkehr, Geschäftsauslagen, Lichtreklame), aber auch durch Fernsehen, Kino, Radio. In vielen Fällen ist die Ernährung beteiligt, meistens eher durch ein Zuviel als durch ein Zuwenig. Die Nahrungsaufnahme soll regelmässig und nicht durch willkürliches Essen zwischen den Mahlzeiten gestört sein; künstliche Aromen und Farbstoffe sollen möglichst vermieden werden.

Der eigentliche Grund, warum das Schulkind auf derartige äussere Belastungen, die uns in gewisser Weise ja alle treffen („Stress"), in der geschilderten Weise reagiert, ist wissenschaftlich nicht bekannt. Man kennt deshalb auch keine spezifische Behandlung für die Schulkrankheit. Man vermutet aber mit Recht, dass allen diesen Erscheinungen, so verschieden sie sind, eine gemeinsame Ursache zugrunde liegt. Diese gemeinsame Ursache liegt in der labilen Situation des Schulkindes, die um die kritische Zeit des neunten Jahres eine besondere Zuspitzung erfährt.

Wie das Kind in dieser Zeit der Stütze durch den Erwachsenen und seiner erzieherischen Massnahmen bedarf, so kann eben diese Stütze auch in substanzieller Form als Medikament verabreicht werden. Rudolf Steiner hat das Eisen in verschiedenen Modifikationen zur Behandlung der gesundheitlichen Störungen des Schulalters angegeben.[57] Kohlensaures Eisen ist bei den Leibschmerzen angezeigt, salzsaures Eisen bei den Herz- und Kreislaufstörungen, pflanzensaures Eisen bei den Atembeschwerden, und das reine Eisen schliesslich liefert ein wirksames Mittel für den Schulkopfschmerz. Man folgt mit dieser Eisenbehandlung dem Vorgang der Natur, denn schon durch die natürliche Entwicklung wird dem Kinde eine in jedem Jahr grössere Eisendosis zugeführt. Der Eisengehalt des Blutes steigt ständig an bis zur Pubertät. Für ein Kind „aus robustem Bauernblut"[12], das unter ihm völlig gemässen Entwicklungsbedingungen aufwächst – was allerdings selbst bei Bauernkindern heute kaum noch vorkommen kann –, genügt diese Eisenbehandlung durch die Natur. In vielen Fällen aber sind zusätzliche Eisengaben erforderlich, die sich bei den verschiedenen Formen der Schulkrankheit als hilfreich erwiesen haben. Am Leitfaden des Eisens arbeitet sich das Ich des Kindes sicher durch die kritische Phase des neunten Lebensjahres hindurch.

Dr. med. Walter Holtzapfel

ANHANG

Das starke Bäumchen

Es war einmal ein Sonnenstrahl, der fiel auf eine rosenrote Blüte und wurde dort zu einem Sämlein. Das Sämlein trug der Wind hoch in den Himmel hinauf, und es flog über eine tiefe Kluft. In der Kluft war es dunkel und steinig und kalt. Da hatte das Sämlein grosse Angst, es möchte in die Kluft fallen, allein der Wind blies es fort, und es flog über einen See. Der See war blau und weit und tief, und das Sämlein hatte grosse Angst, dass es in den See fallen würde, aber der Wind blies es fort, und es flog auf ein grosses Strohfeuer zu, das die Bauern gemacht hatten. Da wirbelte es im Rauch umher, und es wurde heiss, und es konnte nichts mehr sehen. Wieder hatte es grosse Angst und meinte, es müsse darin umkommen. Endlich liess es der Wind an einer Waldstelle liegen, wo es einschlief.

Als es wieder erwachte, war es schon ein schöner, junger Lärchenbaum. Der hatte feste Wurzeln, dass ihm der Wind nichts mehr anhaben konnte, und breitete seine Äste zur Sonne aus, so dass er viel Kraft von ihr in sich hatte. Schliesslich trug auch dieser Baum einmal kleine rosenrote Blüten, so dass die Sonnenstrahlen zu ihm kamen und er Samen trug. Da erinnerte er sich, dass er selber auch einmal ein Sonnenstrahl gewesen war und dann ein Same und wie er grosse Angst gehabt hatte vor der tiefen Kluft, dem grossen See und dem Feuer. Jetzt, da er so fest wurzelte, hatte er keine Angst mehr. Er war ja nun auch gross und verständig, und da war es ihm aufgegangen, dass die Erde Gottes Leib war, das Wasser Gottes Blut, der Wind Gottes Atem und dass er ja selber von Gott ausgesandt worden war als ein kleiner Sonnenstrahl. Und so wusste er, dass alles mit Gottes Willen geschah und ihm kein Leid zustossen konnte, wenn es Gott nicht wollte. Also wuchs der Baum und ward hoch und stark, und kein Sturm mochte ihm etwas anhaben.

Der halbe Mondknoten

Der hier behandelte „Lebensübergang“ steht in einem grossen kosmischen Zusammenhang. Er ist eine Spiegelung derjenigen Kräfte, die wir in den Bewegungen von Sonne und Mond verfolgen können. Denn genauso, wie in der Entwicklung des Kindes zwischen dem siebten und zwölften Jahr eine Umkehrung erkennbar ist, die im 9. Lebensjahr beginnt, genau so kehrt auch der Mond seine Bahn nach Ablauf eines halben Mondknotens – das sind neuneindrittel Jahre – um. Die astronomische Umkehrung – geozentrisch gesehen – sieht zeichnerisch folgendermassen aus:

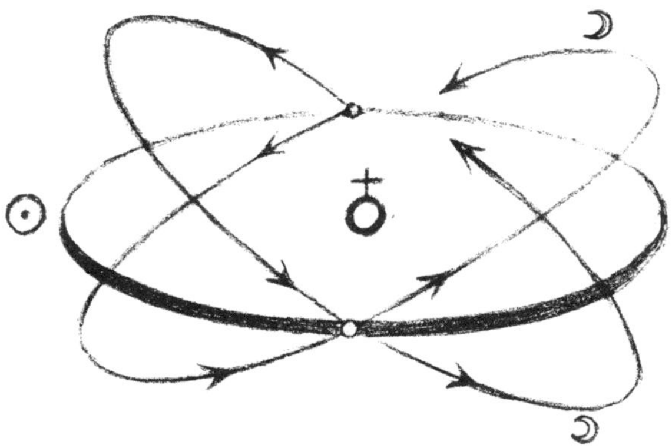

Die Ekliptik wird von der Mondbahn in Richtung der Pfeile geschnitten. Die Neigung der Mondbahn gegenüber der Sonnenbahn beträgt 5°. In der Zeichnung wurde dieser Winkel aus Gründen der Deutlichkeit grösser gewählt.

Die Bahn des Mondes schneidet die Sonnenekliptik beim Aufstieg und beim Abstieg. Im Laufe von neuneindrittel Jahren hat sich die Mondbahn so weit verschoben, dass die entgegengesetzten Bewegungen zu der ursprünglichen Mondbahn einsetzen: wo die aufsteigende Bahn lag, liegt nun die absteigende; ebenso an der gegenüberliegenden Knotenstelle: der absteigende Mondknoten wird vom aufsteigenden Mond gekreuzt.

Hat die Erziehung die Aufgabe, die Wachstumsprozesse im Seelisch-Geistigen weiterzuführen, so muss sie die Gesetze kennen und auf sie eingehen, die im Körperwachstum wirken. Die Urbilder dieser Gesetze können aus der Sternenschrift enträtselt werden, wie wir dies im Fall des halben Mondknotens in der Zusammenschau mit dem Neunjahres-Wendepunkt aufzuzeigen versucht haben. Die Pädagogik wird unter diesem Gesichtspunkt zu einer Kunst, die mit Kräften umgehen und an ihrer Weitergestaltung mitwirken darf, die weit über den engen Bereich des Persönlichkeitsgeistes hinausführen.

Umkehrung im Zahnwechsel

Betrachten wir den Zahnwechsel, so finden wir das Gesetz der Umkehrung im 9. Lebensjahr auch in der Zahnbildung verwirklicht.

So können wir sagen, dass sich das kosmische Bild der Umkehrung, wie wir es in der Bewegung des Mondes mit der Kreuzung seiner eigenen Bahn im halben Mondknoten nach neuneindrittel Jahren gesehen haben, nicht nur in der allgemeinen leiblichen Organisation des Menschen spiegelt, sondern innerhalb dieser nochmals im Prozess der Zahnbildung. Und um diesen physiologischen Prozess der Zahnbildung helfend zu unterstützen, hat Rudolf Steiner in der Pflege des Formenzeichnens eine ganz entscheidende Hilfe gegeben. Wird das Formenzeichnen in genauer Übereinstimmung mit der Zahnbildung gepflegt, so wirkt es stärkend auf die leibbildenden Kräfte im Menschen.

Das folgende Zahnschema gibt einen Überblick, in welcher Reihenfolge die zweiten Zähne durchbrechen (arabische Zahlen = bleibende Zähne, römische Zahlen = Milchzähne).

6 Jahre	6	V	IV	III	II	I	I	II	III	IV	V	6
	6	V	IV	III	II	I	I	II	III	IV	V	6
7 Jahre	6	V	IV	III	II	1	1	II	III	IV	V	6
	6	V	IV	III	II	1	1	II	III	IV	V	6
8 Jahre	6	V	IV	III	2	1	1	2	III	IV	V	6
	6	V	IV	III	2	1	1	2	III	IV	V	6
9 Jahre	6	V	4	III	2	1	1	2	III	4	V	6
	6	V	IV	3	2	1	1	2	3	IV	V	6

10 Jahre			6	V	4	3	2	1	1	2	3	4	V	6		
			6	V	4	3	2	1	1	2	3	4	V	6		
11 Jahre			6	5	4	3	2	1	1	2	3	4	5	6		
			6	5	4	3	2	1	1	2	3	4	5	6		
ab 12. Jahr		7	6	5	4	3	2	1	1	2	3	4	5	6	7	
		7	6	5	4	3	2	1	1	2	3	4	5	6	7	
ab 13. Jahr	8	7	6	5	4	3	2	1	1	2	3	4	5	6	7	8
	8	7	6	5	4	3	2	1	1	2	3	4	5	6	7	8

An einem konkreten Beispiel können wir sehen, wie die plastizierenden Kräfte, die im Zahnwechsel tätig sind, für das Unterrichtsfach des Formenzeichnens eingesetzt werden.[54]

Erste Klasse: Die 6er werden mit sechs Jahren gebildet, die 1er werden in der ersten Klasse (7jährig) gewechselt. Die Bewegung von den Seiten zur Mitte liegt auch der Symmetrieform als Prinzip zugrunde:

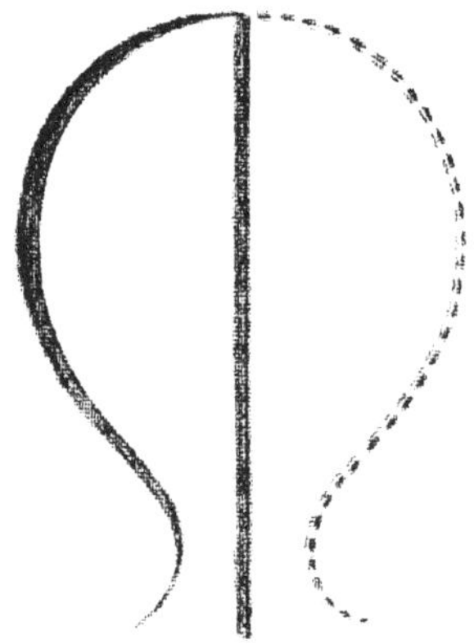

6 V IV III II 1 1 II III IV V 6
6 V IV III II 1 1 II III IV V 6

Zweite Klasse: Es besteht eine völlige Zahlenharmonie von oben nach unten, rechts und links, bleibenden Zähnen und Milchzähnen. Die Kreuzsymmetrie (zunächst ohne festen Bezug zur Mitte) bildet sich heraus:

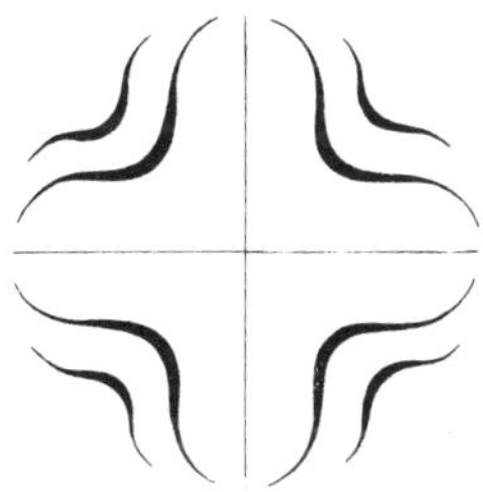

6 V IV III 2 1 1 2 III IV V 6
6 V IV III 2 1 1 2 III IV V 6

Dritte Klasse: Die reine Symmetrie ist durchbrochen. Jetzt sind Formen möglich, die in Beziehung zur Mitte in freier Weise gebildet werden, aber keiner starren Symmetrie mehr folgen. In diesem Alter kann man auch die gebundene Schrift einführen.[54]

6 V 4 \ III 2 1 1 2 III / 4 V 6
6 V IV \ 3 2 1 1 2 3 / IV V 6

Rudolf Steiners Angaben zum Formenzeichnen in den ersten drei Schuljahren

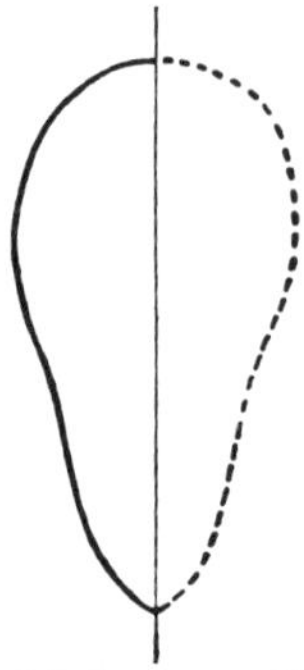

„Man kann mit den kleinsten Kindern schon in dieser Beziehung anfangen. Zum Beispiel: man zeichne auf die Tafel irgendeine Figur (blau), mache dem Kinde dann dazu einen solchen Strich (orange) und zeichne ihm dann ein Stückchen des Symmetrischen, und versuche das Kind dazu zu bringen, dies als etwas nicht Vollendetes zu betrachten, als etwas, das erst fertig vorgestellt werden muss. Man versuche, mit allen möglichen Mitteln das Kind dazu zu bringen, dass es von sich aus nun die Ergänzung bildet. Auf diese Weise bringt man in das Kind hinein diesen inneren aktiven Drang, unvollendete Dinge fertigzumachen, dadurch überhaupt in sich eine richtige Wirklichkeitsvorstellung auszubilden. Der Lehrer muss dazu Erfindungsgabe haben, aber es ist ja überhaupt gut, wenn der Lehrer die hat: bewegliches, erfindungsreiches Denken, das ist das, was der Lehrer braucht."[52]

„Dann kann man von solchen Dingen dazu übergehen, bei dem Kinde eine Vorstellung davon hervorzurufen, wie sich etwas spiegelt. Wenn hier eine Wasseroberfläche ist, hier irgendein Gegenstand ruft man in dem Kinde die Vorstellung hervor und zeigt ihm, wie sich das spiegelt. – Auf diese Weise kann man das Kind nach und nach in die Harmonien hineinführen, die sonst auch in der Welt herrschen."[53]

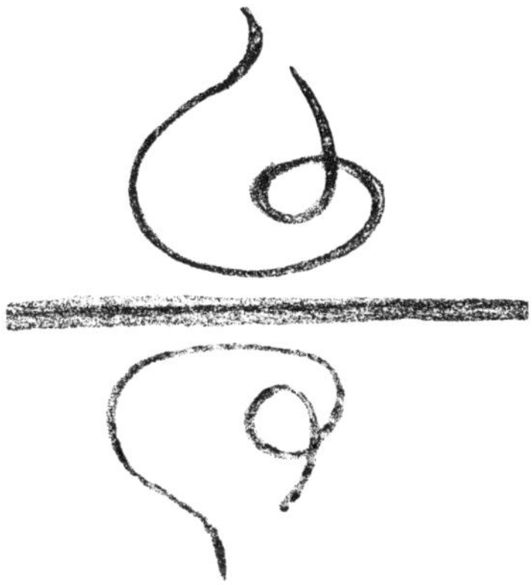

„Hat der Lehrer durch ein erfindungsreiches, bewegliches Denken eine Zeitlang solche Übungen gemacht, so gehe er zu anderen über. Er zeichne zum Beispiel dem Kinde solch eine Figur auf und versuche, in dem Kinde ein innerliches, raumhaftes Vorstellen von dieser Figur hervorzurufen.

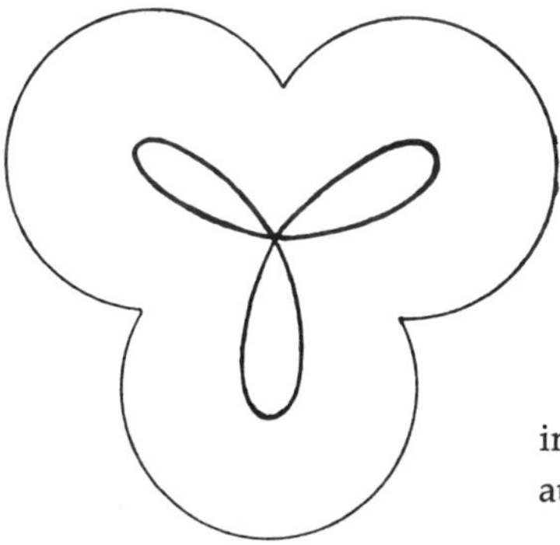

innen orange
aussen blau

Und dann versuche er den Übergang zu finden, indem er die Figur (orange) so zeichnet, daß das Kind, wenn man

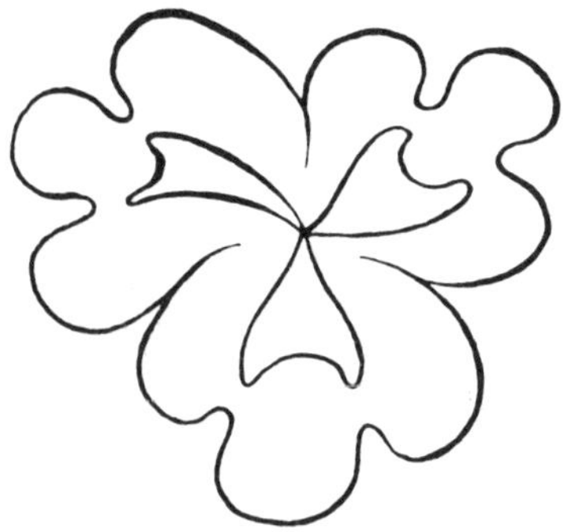

innen blau
aussen orange

das Äussere variiert, darauf kommt, die innere Figur nun auch entsprechend der äusseren Figur zu machen. Hier (bei dem ersten Schema) ist die Linie einfach gewunden; hier bekam sie eine Ausbuchtung. Nun versuche man dem Kinde klarzumachen: wenn es jetzt die innere Figur macht, muss es, damit die innere Symmetrie herauskomme, an die Stelle, wo aussen eine Ausbuchtung ist, innen eine Einbuchtung setzen, so dass, wie hier (beim ersten Schema) die einfache Linie der einfachen Linie entspricht, hier die Ausbuchtung eine Einbuchtung entspricht. – Oder man versucht folgendes:

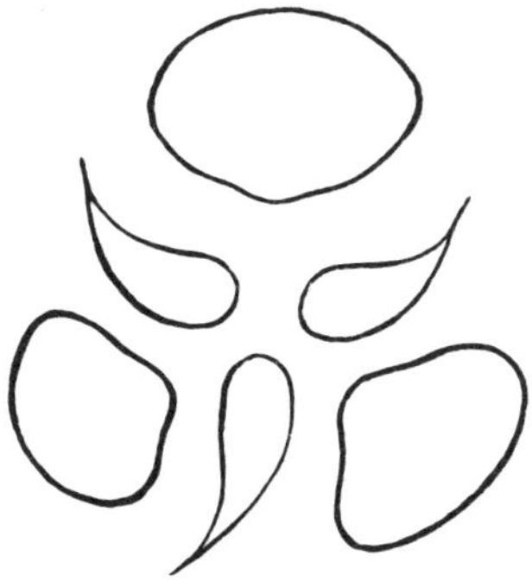

Man versuche dem Kinde diese Figur vorzuzeichnen (die innere) und dann die entsprechende äussere Linie dazu, so dass das eine Figurenharmonie ergibt. Und jetzt versuche man von dieser Figur den Übergang dazu zu finden, diese äusseren Figuren nun hier nicht zusammenlaufen, sondern

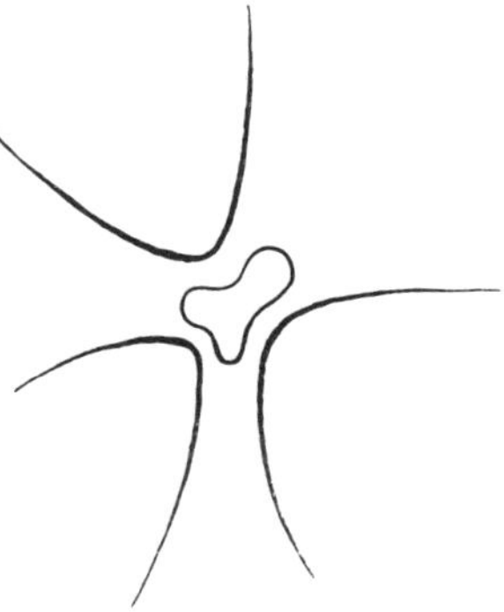

auseinanderlaufen zu lassen, so dass sie fortlaufen ins Unbestimmte. Nun bekommt das Kind die Vorstellung, dass einem dieser Punkt davonlaufen will und man mit den Linien nachlaufen muss, dass man gar nicht nachkommen kann, dass dieser Punkt fortgeflogen ist; und es bekommt dann die Vorstellung, dass es die entsprechende Figur auch in entsprechender Weise anordnen muss, dass es, weil dies fortlief, nun dieses besonders einwärts formen muss und dergleichen. Ich kann nur das Prinzipielle hier erklären. Kurz, man bekommt auf diese Weise die Möglichkeit, dass das Kind auch asymmetrische Symmetrien zur Anschauung sich bringt. Und dadurch bereitet man während des Wachens den Äther- oder Bildekräfteleib dazu vor, während des Schlafens fortwährend weiterzuschwingen, aber in diesen Schwingungen das beim Wachen Durchgemachte zu vervollkommnen. Dann wacht der Mensch, das Kind, am Morgen auf in einem innerlich bewegten und organisch bewegten Bildekräfteleib und damit auch physischen Leib. Das bringt eine ungeheure Lebendigkeit in den Menschen hinein."[53]

Anmerkungen und Literatur

1 Rudolf Steiner, Die pädagogische Praxis vom Gesichtspunkte geisteswissenschaftlicher Menschenerkenntnis. Vortrag vom 19. 4. 1923. GA 306, 2. Aufl. Dornach 1975.

2 Siehe: Rudolf Steiner, Der pädagogische Wert der Menschenerkenntnis und der Kulturwert der Pädagogik. Vortrag vom 20. 7. 1924. GA 310, 3. Aufl. Dornach 1965:

„Man muss sich darüber klar sein, dass so zwischen dem 9. und 10. Lebensjahr für das Kind ein sehr wichtiger Entwickelungspunkt ist. Wer pädagogische Augen hat, beobachtet das bei jedem Kinde. Da kommt ein Zeitpunkt, wo das Kind meistens nicht, indem es spricht, sondern in seinem ganzen Verhalten zeigt: es hat eine Frage oder eine Summe von Fragen, die eine innere Krisis des Lebens verraten. Es ist ein ausserordentlich zartes Erlebnis beim Kinde, und es muss ausserordentlich zart sein, wenn man es bei ihm bemerken will. Aber da ist es und es muss beobachtet werden. In diesem Lebensalter lernt nämlich das Kind ganz instinktiv, sich von der Aussenwelt zu unterscheiden. Vorher fliessen Ich und Aussenwelt ineinander. Man kann vorher dem Kind erzählen von Tieren und Pflanzen und Steinen, wie wenn sie sich benehmen würden wie Menschen; und man kommt am besten zurecht, wenn man an das bildliche Auffassen des Kindes sich wendet und in dieser Weise über die ganze Natur spricht. Aber zwischen dem 9. und 10. Jahre lernt das Kind mit vollem Bewusstsein zu sich ‚Ich' zu sagen. Es lernt dies schon früher, aber jetzt mit vollem Bewusstsein."

3 Tischgebet von Martin Tittmann, in: Eins und Alles, Gedichte, ausgewählt von Heinz Ritter. Mellinger Verlag, 3. Aufl. Stuttgart 1961, S. 197.

4 Rudolf Steiner, Die Erneuerung der pädagogisch-didaktischen Kunst durch Geisteswissenschaft. Vortrag vom 11. 5. 1920. GA 301, 3. Aufl. Dornach 1977.

5 Siehe: Rudolf Steiner, Die gesunde Entwickelung des Leiblich-Physischen als Grundlage zur freien Entfaltung des Seelisch-Geistigen. Vortrag vom 1. 1. 1922. GA 303, 3. Aufl. Dornach 1978.

6 Und Gott sprach. Biblisches Lesebuch der freien Waldorfschule, herausgegeben von C. von Heydebrand und E. Uehli. Mellinger Verlag, Stuttgart (o. J.), S. 144.

7 Siehe Anm. 6, S.

8 Die Inhalte beider Elternbesuche sind eine freie Darstellung aus dem Wesenhaften des Neun-Jahres-Überganges. Irgendwelche Ähnlichkeiten mit lebenden Personen sind rein zufällig.

9 Rudolf Steiner, Die Erneuerung der pädagogisch-didaktischen Kunst durch Geisteswissenschaft. Vortrag vom 3. 5. 1920. GA 301, 3. Aufl. Dornach 1977.

10 Rudolf Steiner, Die Kunst des Erziehens aus dem Erfassen der Menschenwesenheit. Vortrag vom 13. 8. 1924. GA 311, 4. Aufl. Dornach 1977:

„Die Wirklichkeit liegt so – natürlich ist das alles approximativ, annähernd –, dass das Kind in diesem Lebensalter mit irgendeiner Schwierigkeit an den geliebten Lehrer oder die geliebte Lehrerin herankommt. Meistens sogar drückt das Kind gar nicht dasjenige aus, was ihm auf der Seele lastet, sondern etwas anderes. Man muss aber dann wissen, dass das aus dem innersten Untergrunde der Seele kommt. Und da muss man die rechte Antwort, das rechte Verhalten finden. Davon hängt für das ganze Leben des betreffenden Menschen ungeheuer viel ab."

11 Siehe dazu: Weihnachtsspiele aus altem Volkstum – Die Oberuferer Spiele. Dornach 1981.

12 Rudolf Steiner, Geisteswissenschaftliche Gesichtspunkte zur Therapie. Vortrag vom 14. 4. 1921. GA 313, 3. Aufl. Dornach 1963.

13 Siehe dazu insbesondere: Hans Müller-Wiedemann, Mitte der Kindheit. Das neunte bis zwölfte Lebensjahr. 2. erw. und bearb. Aufl., Verlag Freies Geistesleben, Stuttgart 1980.

14 Siehe Anm. 9, Vortrag vom 22. 4. 1920.

15 Das Neue Testament, Matthäus-Evangelium, Kap. 18, 20.

16 Christian Morgenstern, Wir fanden einen Pfad, Gedichte. Sämtliche Dichtungen I, Bd. 11. Zbinden Verlag, Basel 1977, S. 20.

17 Walter Johannes Stein, Weltgeschichte im Lichte des Heiligen Gral. Das neunte Jahrhundert. Mellinger Verlag, Stuttgart 1966, S. XI.

18 Heinrich Schliemann, Selbstbiographie, herausgegeben von Sophie Schliemann. Brockhaus, Wiesbaden 1955, S. 20.

19 Hans Carossa, Eine Kindheit. Insel Verlag, Leipzig (o. J.), S. 143 ff.

20 Rudolf Steiner, Der Tod als Lebenswandlung. Vortrag vom 16. 10. 1918. GA 182, 2. Aufl. Dornach 1976.

21 Oskar Kokoschka, Mein Leben. Verlag F. Bruckmann, München 1972, S. 38.

22 Bruno Walter, Thema und Variationen. Erinnerungen und Gedanken, Zürich 1973, S. 31.

23 Dante Alighieri, Das neue Leben, übersetzt von K. Federn, 1897.

24 Rudolf Steiner, Mein Lebensgang. GA 28, 8. Aufl. Dornach 1982, S. 18 ff.

25 Heinz Müller, Von der heilenden Kraft des Wortes und der Rhythmen. 2. Aufl. Verlag Freies Geistesleben, Stuttgart 1977, S. 7.

26 Heinz Müller, Spuren auf dem Weg. Mellinger Verlag, Stuttgart 1976, S. 11.

27 Rudolf Steiner, Mysteriengestaltungen. Vortrag vom 2. 12. 1923. GA 232, 3. Aufl. Dornach 1974.

28 Siehe Anm. 25, S. 10ff.

29 Siehe Anm. 25, S. 13ff.

30 Rudolf Steiner, Gegenwärtiges Geistesleben und Erziehung. Vortrag vom 9. 8. 1923. GA 307, 4. Aufl. Dornach 1973.

31 Siehe: Rudolf Steiner, Der pädagogische Wert der Menschenerkenntnis und der Kulturwert der Pädagogik. Vortrag vom 20. 7. 1924. GA 310, 3. Aufl. Dornach 1965.

32 Betr. „sachliche Zeit" siehe: Markus Adolf Schaffner, Wie Schulkinder reifen. Zbinden Verlag, Basel 1949, S. 45 ff.

33 Vergleiche: H. Matthiolius, Das Schulkind und seine schulärztliche Förderung. In: Friedrich Husemann/Otto Wolff, Das Bild des Menschen als Grundlage der Heilkunst. Bd. 2, 1. Halbband. Verlag Freies Geistesleben, Stuttgart 1974, S. 60 ff.

34 Siehe: Vom Lehrplan der Freien Waldorfschule, bearbeitet von Caroline von Heydebrand. Verlag Freies Geistesleben, Stuttgart 1978. S. 20:

„*Physik.* In diesem Schuljahr ist das Kind für den ersten Physikunterricht reif geworden. Man geht auch hier den der Entwicklung des werdenden Menschen angemessenen und heilsamen Weg vom Künstlerischen zum Intellektuellen. Vom Musikalischen führt man den Schüler zunächst zur *Akustik.* Man bespricht auch den Kehlkopf. Das Farbig-Malerische, das den Kindern seit Beginn ihrer Schulzeit vertraut ist, führt zur *Optik,* zu den Farben- und Lichterscheinungen. Die Besprechung des Auges vermeidet man, weil es für diese Altersstufe noch zu früh ist, zu zeigen, wie in den Sinnesapparaten physikalische Gesetzmässigkeiten sich wie in Golfen in den lebendigen Leib hinein erstrecken. Wärmelehre, Lehre von Elektrizität und Magnetismus werden begonnen, indem man von den Erscheinungen ausgeht und Gesetze nur an ihnen entwickelt."

35 Siehe: Rudolf Steiner, Die pädagogische Praxis vom Gesichtspunk-

te geisteswissenschaftlicher Menschenerkenntnis. Vortrag vom 17. 4. 1923. GA 306, 2. Aufl. Dornach 1975:
„Wie Atmung und Blutzirkulation sich innerlich harmonisieren, wie das Kind atmet in der Schule, wie sich die Atmung allmählich der Blutzirkulation anpasst, das geschieht in der Regel zwischen dem 9. und 10. Jahr. Während zuerst bis zum 9. Jahr die *Atmung präponderierend ist,* wie dann durch ein innerliches Kämpfen im Organismus sich eine Art Harmonie herausstellt zwischen dem Pulsschlag und den Atemzügen, wie dann die *Blutzirkulation präponderierend wird,* das ist leiblich auf der einen Seite vorhanden, das ist seelisch auf der anderen Seite vorhanden."

36 Der sehr zutreffende Ausdruck „Umzug im eigenen Haus" wurde von H. Matthiolius übernommen (siehe Anm. 33).

37 Mündlich überliefert von Gerda Langen.

38 Siehe: Rudolf Steiner, Erziehung und Unterricht aus Menschenerkenntnis. Vortrag vom 16. 9. 1920. GA 302a, 2. Aufl. Dornach 1977, und: Rudolf Steiner, Die pädagogische Praxis vom Gesichtspunkte geisteswissenschaftlicher Menschenerkenntnis. Vortrag vom 17. und 19. 4. 1923. GA 306, 2. Aufl. Dornach 1975, sowie Anm. 35.

39 Hadumoth Rötges, Was geschieht im neunten Lebensjahr – geistig – seelisch und körperlich? In: Erziehungskunst, Jg. XVI, Heft 3, März 1952.

40 Siehe: Rudolf Steiner, Erziehungskunst – Methodisch-Didaktisches. Vortrag vom 28. 8. 1919. GA 294, 5. Aufl. Dornach 1974.

41 Rudolf Steiner, siehe Anm. 5:
„Denn, wie man sich in diesem Zeitpunkt zu dem Kind verhält, davon hängt für das ganze spätere Leben unendlich vieles ab; ob das Kind ein haltloser Mensch wird oder ob das Kind ein sicher im Leben stehender Mensch ist, das hängt manchmal daran, ob der Lehrer die genügend sichere Art findet, in diesem Zeitpunkt sich zu dem Kind zu stellen."
Rudolf Steiner, Die Kunst des Erziehens aus dem Erfassen der Menschenwesenheit. Vortrag vom 13. 8. 1924. GA 311, 4. Aufl. Dornach 1979:
„Jetzt, zwischen dem 9. und 10. Jahre, kommt ganz instinktiv im Unterbewussten diese Empfindung über das Kind: Ich habe alles vom Lehrer, vom Erzieher, und woher hat's der? Was steht hinter dem? Das braucht nicht weiter ausgeführt zu werden. Tritt man da in Definitionen oder in Erklärungen ein, so ist es von Schaden. Aber wichtig ist, dass man da ein herzliches seelendurchtränktes Wort findet für das Kind, oder Worte – es dauert ja in der Regel länger, die Schwierigkeiten dauern fort, durch Wochen, Monate –,

so dass man über diese Klippe hinüber in dem Kinde die Autorität aufrecht erhält. Da ist die Krisis des autoritativen Prinzipes beim Kinde. Ist man dieser gewachsen, weiss man soviel Seele hineinzulegen in die Art, wie man gerade den Schwierigkeiten, die in diesem Lebenspunkte auftreten, begegnet, kommt man dem Kinde mit der nötigen Innerlichkeit, Glaubhaftigkeit und Wahrhaftigkeit entgegen, dass man die Autorität bewahrt, dann ist nicht nur deshalb etwas gewonnen, weil das Kind den Autoritätsglauben gegenüber dem Lehrer behält, was natürlich gut ist für den weiteren Unterricht, sondern es liegt in der Wesenheit des Menschen, dass er gerade in diesem Lebensalter, zwischen dem 9. und 10. Lebensjahre, nicht wankend werden darf in dem Glauben an den guten Menschen. Sonst wird alle innere Sicherheit, die im Leben weiterleiten soll, ins Wanken gebracht.

Das ist von ungeheurer Bedeutung, und an solche Dinge müssen wir uns halten. Viel wichtiger, als alle die kniffligen und kleinen Miniaturdinge, die da in den Pädagogiken vorgeschrieben sind, ist es, so etwas zu wissen, was in einem Zeitpunkte des Lebens auftritt, und wie man sich dem gegenüber verhalten muss, damit dann das richtige Licht von solch einem Verhalten auf das ganze Leben des Kindes ausgestrahlt werde."

42 Lehrplan, siehe Anm. 34:

„In der *Toneurythmie* geht man über zum Erlernen der einfachen Kreuz- und B-Tonarten und zur Darstellung von Melodien in diesen. Auch hier wird der Tatsache Rechnung getragen, dass das Kind im 9. und 10. Lebensjahr mit anderem Bewusstsein als bisher sich der Welt gegenüberstellt. Dur und Moll fängt hier erst an, für das Erleben des Kindes einen Inhalt zu bekommen. Daher kann in der Toneurythmie die Intervallbewegung für die grosse und die kleine Terz an das Kind herangebracht werden. Jedoch wird das Mollartige des Musikalischen noch nicht eurythmisch ausgearbeitet, da es der Wesenheit des zehnjährigen Kindes noch nicht entspricht, so tief das Musikalische im irdischen Menschen zu ergreifen."

Rudolf Steiner, siehe Anm. 35:

„Dann, zwischen dem 9. und 10. Jahr, tritt etwas Merkwürdiges auf. *Da will das Kind viel mehr als früher musikalisch gepackt werden, in Rhythmen gepackt werden.* Wenn wir das Kind beobachten in bezug auf das musikalische Aufnehmen bis zu diesem Lebenspunkte zwischen dem 9. und 10. Jahr – beobachten, wie auch das Musikalische in dem Kinde eigentlich plastisch lebt, wie es selbstverständlich zur inneren Plastik des Leibes wird, wie auch das

Musikalische beim Kinde ausserordentlich leicht in das Tanzartige, in die Bewegung übergeht: da müssen wir erkennen, wie das eigentliche innere Erfassen des Musikalischen gerade erst zwischen dem 9. und 10. Jahr auftritt. Das wird ganz deutlich bemerkbar sein. Natürlich sind die Dinge nicht so streng voneinander unterschieden, und wer diese Dinge durchschaut, wird das Musikalische vor dem 9. Jahre pflegen, aber in richtiger Weise – mehr nach der Seite hin tendierend, wie ich es eben charakterisiert habe; sonst würde das Kind zwischen dem 9. und 10. Jahr einen Schock bekommen, wenn das musikalische Element plötzlich an es herantreten und es nun innerlich ergreifen würde, während es ganz ungewohnt war, überhaupt in dieser starken Weise innerlich ergriffen zu werden."

43 Siehe: Rudolf Steiner, Die Kunst des Erziehens aus dem Erfassen der Menschenwesenheit. Vortrag vom 15. 8. 1924. GA 311, 4. Aufl. Dornach 1979.

44 Siehe Anm. 12.

45 Walter Holtzapfel, Die Schulkrankheit, in: Friedrich Husemann/ Otto Wolff, Das Bild des Menschen als Grundlage der Heilkunst. Bd. II, 1. Halbband. Verlag Freies Geistesleben, Stuttgart 1974, S 86 ff. Ausserdem, von demselben Autor: Krankheitsepochen der Kindheit, Verlag Freies Geistesleben, Stuttgart 1978.

46 Diesen Bezug hat Olaf Koob ausgearbeitet in : Droge und Suchtentstehung, Merkblätter zur Gesundheitspflege im persönlichen und sozialen Leben. Bad Liebenzell 1981, S. 9ff. (Schneewittchen – oder die Entstehung der kindlichen Neurose).

47 Siehe dazu: Rudolf Steiner, Allgemeine Menschenkunde. Vortrag vom 21. 8. 1919. GA 293, 8. Aufl. Dornach 1980:

„Es ist einmal ein grosser Unterschied, meine lieben Freunde, ob der eine Lehrer in die Schule durch die Klassentür zu einer kleineren oder grösseren Anzahl von Schülern hineingeht oder der andere Lehrer. Es ist ein grosser Unterschied, und der liegt nicht bloss darin, dass der eine Lehrer geschickter ist, die äusserlichen pädagogischen Handgriffe so oder so zu machen, als der andere; sondern der hauptsächlichste Unterschied, der wirksam ist beim Unterricht, rührt her von dem, was der Lehrer in der ganzen Zeit seines Daseins an Gedankenrichtung hat, die er durch die Klassentür hereinträgt. Ein Lehrer, der sich beschäftigt mit Gedanken vom werdenden Menschen, wirkt ganz anders auf die Schüler als ein Lehrer, der von alledem nichts weiss, der niemals seine Gedanken dahin lenkt. Denn was geschieht in dem Augenblick, wo Sie über solche Gedanken nachdenken, das heisst, wo Sie anfangen zu wissen, welche kosmische Bedeutung der Atmungsprozess und seine Umwandlung in der Erziehung hat, welche kosmische Bedeutung der Rhythmusprozess zwischen Schlafen und Wachen hat? In dem Augenblick, wo Sie solche Gedanken haben, bekämpft etwas in Ihnen alles das, was blosser Persönlichkeitsgeist ist. In diesem Augenblick werden abgedämpft alle Instanzen, welche dem Persönlichkeitsgeist zugrunde liegen; es wird etwas von dem ausgelöscht, was gerade am meisten vorhanden ist im Menschen dadurch, dass er ein physischer Mensch ist.

Und indem Sie in diesem Ausgelöschtsein leben und hineingehen in das Klassenzimmer, kommt es durch innere Kräfte, dass sich ein Verhältnis herstellt zwischen den Schülern und Ihnen."– Sowie: Rudolf Steiner, Die geistige Führung des Menschen und der Menschheit. GA 15, 9. Aufl. Dornach 1974.

48 Rudolf Steiner, Geisteswissenschaft und Medizin. Vortrag vom 25. 3. 1920. GA 312, 5. Aufl. Dornach 1976.

49 Vergleiche damit: Rudolf Steiner, Theosophie. Wiederverkörperung des Geistes und Schicksal. GA 9, 30. Aufl. Dornach 1978, S. 71ff.

50 Siehe beispielsweise in der Legenden-Sammlung von Jakob Streit, Ich will dein Bruder sein. 2. Aufl. Verlag Freies Geistesleben, Stuttgart 1980.

51 Siehe: Joachim Schultz, Rhythmen der Sterne. Philosophisch-Anthroposophischer Verlag, Dornach 1977, S. 81ff.

52 Rudolf Steiner, Gegenwärtiges Geistesleben und Erziehung. Vortrag vom 14. 8. 1923. GA 307, 4. Aufl. Dornach 1973.

53 Rudolf Steiner, Die Kunst des Erziehens aus dem Erfassen der Menschenwesenheit. Vortrag vom 15. 8. 1924. GA 311, 4. Aufl. Dornach 1979.

54 Die Formenzeichnungen auf dieser und der vorigen Seite sind entnommen aus: Hans Rudolf Niederhäuser, Formenzeichnen. 7. Aufl. Basel 1983.

55 Brock, Biolog. Daten für den Kinderarzt, Bd. I, S. 382, Berlin 1954.

56 Brock, Biolog. Daten für den Kinderarzt, Bd. II, S. 122, Berlin 1954.

57 Die zehn, beziehungsweise elf Fragen hat ein Mädchen aufgeschrieben, das nicht in eine Rudolf Steiner-Schule gegangen ist. Der Psalm stammt aus der Arbeit in einer dritten Klasse der Rudolf Steiner-Schule Birseck. Der Klassenlehrer Urs Schwander liess die Kinder im Anschluss an den Erzählunterricht über die Gestalt des Psalmen dichtenden König David ebenfalls Psalmen schreiben.

Herbert Sieweke

Anthroposophische Medizin

Studien zu ihren Grundlagen – 1. Teil
2. *Auflage.* 365 Seiten, gebunden.

Jedes der 18 Kapitel bahnt einen Ausblick auf die Rätsel, die Mensch und Welt aufgeben, und vermittelt klare Begriffe, sichere Bezugssysteme und differenzierte Vorstellungen. Siewekes Exkurse sind Bausteine zur Erkenntnis der Medizin, die den Menschen ernst nimmt und die schrittweise den Boden schafft für eine Anschauung des menschlichen Organismus, an dessen Wirklichkeit Sieweke heranzukommen sucht. Seine Frage: „Geht es denn nicht, schlicht gesagt, um die Anerkennung des Menschen als seelisch-geistiges Wesen in der Erscheinung des Leibes? Sollte dieser Kampf bereits entschieden sein?" charakterisiert das ernste Anliegen des grundlegenden Werkes besser als einzelne Daten seines Inhaltes.

Dr. med. H. Reuter in „Spur des Lebendigen"

Herbert Sieweke

Gesundheit und Krankheit als Verwirklichungsformen menschlichen Daseins

Studien zu ihren Grundlagen – 2. Teil
480 Seiten, Leinen.

Eine Fülle von speziellen Krankheitsverläufen und Krankheitsproblemen, wie das der Zuckerkrankheit, Sklerotisierung, Geschwulstbildung, Tuberkulose und Fragen der Ernährung werden in 24 Kapiteln des Buches durchdacht. Das Wesentliche aber liegt nicht so sehr in den Inhalten, sondern in der Methodik, mit der alles behandelt wird. Im Methodischen der Gedankenführung hat Dr. Sieweke es zu einer gewissen Meisterschaft gebracht. Selbst wenn im einzelnen Fall jemand nicht zustimmen könnte, müsste er das Wohltuende der subtilen Gedankenbildung doch anerkennen. Wer eine Übung sucht, um spirituelle Tatbestände behutsam und tastend denken zu lernen, hat in Siewekes Buch eine ausgezeichnete Anleitung.

Johannes Hemleben in „Die Christengemeinschaft"

Philosophisch-Anthroposophischer Verlag
Goetheanum CH - 4143 Dornach

Hermann Koepke

Das zwölfte Lebensjahr

Der Eintritt in die Erdenreife

Neuerscheinung 1989, 128 Seiten, kartoniert

Dieses Büchlein ist die Fortsetzung von „Das neunte Lebensjahr".
Im Stil einer Erzählung, oft humorvoll gewürzt, sieht der Leser direkt in das Klassenzimmer, nimmt teil an Eltern-Lehrer-Gesprächen, an kritischen Aussprachеabenden und besonders an Erzieher-Kind-Situationen. So gewinnt er ein praxisnahes Bild von den Kräften, die beim Eintritt in die Erdenreife wirksam sind und wie man mit ihnen umgeht. Wer das Büchlein gelesen hat, wird den Jugendlichen anders begegnen als vorher; aber auch Eltern und Lehrer lernen einander besser kennen und verstehen, was gerade für diese Zeit wichtiger ist, als es beiden Seiten manchmal bewußt ist.

Der Leser spürt von Anfang bis Schluß, daß die Darstellung von einem erfahrenen Waldorflehrer kommt, der seine Klassen schon dreimal durch diese Krisenzeit geführt hat. Ein umfangreiches Sachregister kommt dem eiligen Leser zu Hilfe.

Georg Hartmann

Erziehung aus Menschenerkenntnis

Vom pädagogischen Impuls der Anthroposophie Rudolf Steiners

3. *Auflage.* 128 Seiten, mit Abbildungen, kartoniert. Goetheanum-Bücher Nr. 4

„Georg Hartmann weiß, daß der Grund vieler Erziehungsschwierigkeiten schon bei den Eltern zu suchen ist, die heute oft nichts mehr davon ahnen, welch kostbarer und hochempfindlicher Stoff ihnen in den Seelen ihrer Kinder anvertraut ist. Und so gibt er, für einen weiten Kreis von Menschen verständlich, ein meisterhaftes Kompendium alles dessen, was Erzieher – Lehrer ebenso wie Eltern – zu beachten haben, was als innere Gewißheit in ihnen leben sollte, wenn sie dem kommenden Menschen die Grundlage zu einer gesunden Entfaltung ihrer Kräfte zubereiten wollen."

Frieda Margarete Reuschle in „Die Christengemeinschaft"